AUS LIEBE VEGAN

Acht inspirierende Geschichten
raus aus dem veganen Weltschmerz und
rein in die Lebensfreude

Marret Vögler-Mallok
Katinka Ehret
Simone Franke
Andrea Alf
Lisa Heinig
Anna Japa Bhagti Rosenauer
Alexander Mallok
Christoph Scholz

GrünerSinn
Verlag

Inhalt

Vorwort

Wir alle lieben Geschichten. Geschichten entführen uns in eine andere Welt. Sie können mit spielerischer Leichtigkeit Werte und Wissen vermitteln, Emotionen wecken oder schlicht gut unterhalten. Es gibt spannende Geschichten, anrührende, lustige und gar gruselige. Manche gehören ins Reich der Märchen und Mythen, andere sind hochaktuell, greifbar und authentisch. Geschichten werden erzählt, weitererzählt und dabei nicht selten abgewandelt, verdreht oder kreativ ausgeschmückt. Viele hört man gerne, denn sie sind ebenso informativ wie kurzweilig – im besten Sinne positiv. Andere können ängstigen, beklemmen und beschränken, ja sogar verstören. Geschichten können so viel.

Daher möchten wir diese Zeilen einigen ganz besonderen Geschichten widmen. Persönlichen Geschichten, die inspirieren, ermutigen und stärken, die zum Nachdenken anregen, motivieren und befreien. Erzählt von Menschen, die sich auf eine Reise gemacht haben – eine Reise namens Leben. Und dabei bedeutet Leben nicht weniger als alles. Wir selbst sind Leben und gleichzeitig umgibt uns Leben. Unendlich groß und winzig klein. In dem Wort Leben steckt unfassbar viel Energie und Kraft.

„Leben und leben lassen" ist ein weitverbreiteter Spruch, der genauso oft benutzt wie auch fehlinterpretiert wird. Das soll weder eine Rechtfertigung für eigene Unzulänglichkeiten noch ein Vorwurf an wen auch immer sein. Es geht allein um den eigentlichen Sinn dieser Worte. Nicht mehr und nicht weniger. Ich lebe und lasse leben – dieser Satz enthält so viel Ehrfurcht vor dem Leben, dem Kostbarsten, das wir je benennen können. Er besagt, dass wir dankbar sein dürfen für das Leben, das uns selbst geschenkt wurde. Und meint gleichermaßen, dass wir anderem Leben mit Achtung und Mitgefühl, Respekt und Liebe begegnen sollten.

Zugegeben, das Gewicht dieser Aussage ist immens und so kommen wir nicht umhin, ehrlich mit uns selbst in den Dialog zu gehen und uns und unser Tun und Unterlassen zu hinterfragen. Aber dann wird es auf einmal auch ganz leicht: Wir müssen nur beginnen, die Tiere als unsere Mitgeschöpfe zu sehen und zu respektieren. Alle Tiere. Gleichberechtigt, mit dem gleichen Recht auf Leben, Unversehrtheit, Glück und Liebe.

Das ist der sehr einfache und naheliegende Weg, mit dem Leben, das wir sind und das uns umgibt, im Einklang zu sein und auf diese Weise zu wachsen. Keine Tiere mehr auszubeuten, bedeutet für uns: Wir konsumieren kein Fleisch, keinen Fisch, keinerlei tierische Erzeugnisse. Also nichts von oder mit Tieren Produziertes. Keine Nutzung, keine Unterdrückung, kein Töten. Leben und leben lassen – erstaunlich simpel.

In diesem Buch erzählen acht Autor:innen ihre persönliche Geschichte von der Reise ihres Lebens. Genauer gesagt von ihrer Reise FÜR das Leben, denn jeder Weg beginnt mit dem wundervollen Entschluss, keine Tiere mehr zu essen. Sie beschreiben auf jeweils einzigartige Weise ihr persönliches Erwachen, die Erkenntnis, dass es nicht richtig sein kann, jemandem das Leben zu nehmen, wenn es doch gar nicht notwendig ist. Sie berichten von Erkrankungen und Beschwerden, die plötzlich verschwanden, nachdem jahrelang keine Heilung in Sicht gewesen war. Und schildern gleichzeitig ungeschönt, wie steinig sich ihr Weg oft gestaltete. Die Zweifel, die Ängste, die Wut und die Ohnmacht. Sie teilen ihre Perspektive mit uns, ihren Blick auf das unvorstellbare Leid der Tiere und wie es sich anfühlt, wenn einen all dies überrollt.

Nicht zuletzt aber erfahren wir, wie sie mit all diesen Erfahrungen wieder den Weg zu sich selbst fanden. Zurück zu ihrer Natürlichkeit und zu ihrem wahren Kern. Zurück zu neuer Kraft, Selbstbewusstsein und Tatendrang. So geschahen plötzlich Dinge, die die Autor:innen selbst nicht für möglich gehalten hatten. Herzensmenschen traten unverhofft in ihr Leben, Chancen ergaben sich, Freundschaften entstanden, Heilung fand statt und das Glück kehrte zurück. Allerdings auf einer ganz anderen, höheren Ebene. Mit sich selbst im Reinen zu sein, sich für die eigenen Werte einzusetzen und diese authentisch zu leben, sich klar für Gerechtigkeit und Fairness zu positionieren, wurde für sie alle zur Erfüllung.

Es ist also das eigene Wirken, das uns inneren Frieden schenkt. Ein aktives und integres Leben zu führen, macht glücklich und bringt eine ungeahnte Leichtigkeit in jeden neuen Tag. Ja, ein neuer Start darf leicht sein und dafür kann sich jede:r bewusst entscheiden! Schließlich treffen wir täglich unzählige Entscheidungen: Kaufe ich diese Schuhe? Esse ich auswärts oder koche ich lieber daheim? Schaue ich eine Netflix-Serie oder lese ich ein Sachbuch? Unser Leben wird von unseren Entscheidungen geprägt. Einige sind vergleichsweise banal, andere einschneidend. Und dabei kannst du die wohl kraftvollste Entscheidung für dein eigenes Leben noch heute treffen – ganz einfach und leicht.

Du lebst dein Leben vorwärts, aber du verstehst es erst rückwärts. Salopp gesprochen. So betrachtet begann auch unser Leben erst wahrlich mit der klaren Entscheidung für die Tiere. Sie war rückblickend das Beste, das uns je widerfahren ist, und gleichzeitig eine logische Konsequenz unserer Persönlichkeitsentwicklung. Wir sind nicht nur unendlich dankbar, sondern auch verdammt stolz, dass wir irgendwann verstanden haben, was es wirklich bedeutet, Tiere auszubeuten und zu essen – um daraufhin die wichtigste und heilsamste Entscheidung unseres Lebens zu treffen.

Dieses Buch ist eine sehr gelungene Inspiration für alle, die sich selbst gerade auf diesem Weg wiederfinden, sowie für diejenigen, die die Augen geöffnet haben und nun mit diesem wunderbaren Engagement neu starten.

Es sind die Andersdenker:innen, die die Welt verändern. Immer!

Deine Caro & Stephie

von *Beautiful Commitment*

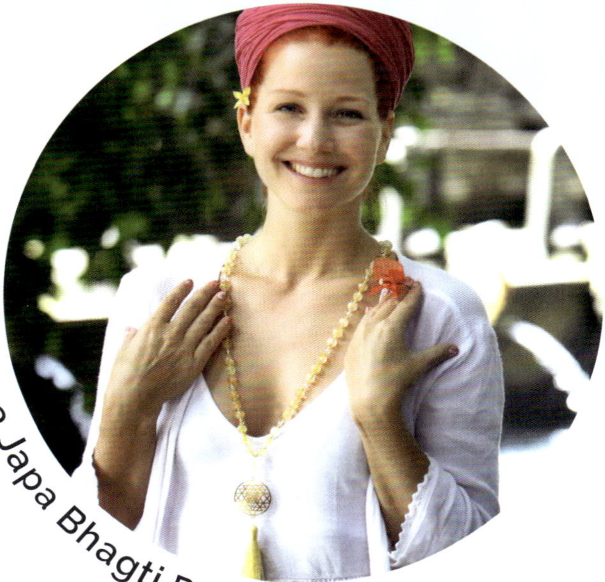

Anna Japa Bhagti Rosenauer

Fünf Fragen an Anna

Welche drei Wörter beschreiben dich am besten?
Wirbelwind, lichtvoll, bunt.

Wenn du ein Tier wärst, welches wärst du und warum?
Ein Kolibri mit bunt schillerndem Federkleid. Mit 90 Flügelschlägen pro Sekunde würde ich durch den Dschungel fliegen und genüsslich Blütennektar schlürfen.

Eine Sache, ohne die du nicht leben könntest?
Ohne meine Zahnbürste wär's unvorstellbar.

Was ist das Schönste, das mal jemand über dich gesagt hat?
„Deine Präsenz und Hingabe inspirieren, erheben und bewegen die Menschen."

Mit welcher berühmten Persönlichkeit würdest du gerne mal einen Kaffee trinken? Warum?
Mit Frida Kahlo, einer faszinierenden Künstlerin und eigensinnigen, starken Persönlichkeit, die ihr Leben trotz aller Hindernisse auskostete. Ich hätte mich gerne mit ihr ausgetauscht, von Frau zu Frau.

Von veganen Genüssen und dem Glück im Moment

In dieser Geschichte geht es um ein liebevoll buntes Wohlfühl-Café und um die Vision, für etwas Gutes zu stehen. Es geht um Gummibärchen und Bewusstseinssprünge, um die Herausforderungen des Loslassens und darum, wie ich immer wieder auf meinem Weg mit kleinen und großen Wundern der Erkenntnis beschenkt worden bin.

Es wird bunt, gemütlich, vegan und anders

„Be the change you wish to see in the world" – wow, welch kraftvolle Aussage! Vielleicht nicht ganz wörtlich, aber diese Botschaft steckte in einer Rede Mahatma Gandhis und die spirituelle Yogini in mir konnte nicht anders, als diesen Satz auf den Speisekarten unseres neu eröffneten Cafés mit hausgemachten veganen Küchen- und Kuchenkreationen zu platzieren. Schon als junges Mädchen hatte mich veganes Essen immer wieder inspiriert, schon damals wollte ich über meinen Tellerrand hinausschauen und meine Energie in etwas Größeres investieren. Und hier standen wir nun, mein guter Freund Gian und ich – angetreten, um etwas zu verändern. Unsere Idee war, einen bunten alternativen Wohlfühlplatz mit „All around the world"-Flair zu kreieren, inklusive Bali-Schirmchen und peruanischer Holzlöffel in den Zuckerdöschen. Wir ließen all die Geschichten von unseren Reisen um die Welt durch kleine liebevolle Deko-Details erzählen und auch im Kochtopf fanden sich Inspirationen aus allerlei Ländern wieder. Wer zu uns kam, sollte immer etwas Besonderes entdecken können und sich gleichzeitig so wohlfühlen wie daheim auf der Couch.

„Wir waren angetreten, um etwas zu verändern."

Und das funktionierte erstaunlich gut. Unsere damals so andere Art zu kochen und zu backen fand bei unseren Gästen regen Zuspruch. Wir tauschten uns jederzeit gerne mit ihnen aus, teilten Erfahrungen, beantworteten Fragen und ich gab vegane Koch- und Backkurse. Mit großer Freude, denn wir wollten die Veränderung ja erlebbar machen und etwas anderes bieten als das, was es bis dahin in der Frankfurter Gastronomieszene gab. Ich probierte viel aus, tüftelte an veganen Rezeptideen für Quiche, Kuchen oder Lasagne und konnte es dann kaum erwarten, bis die ersten Gäste die neuen Gerichte probierten und mir Feedback gaben. Aus Überzeugung kam nur das auf die Teller, was auch wir selbst essen würden.

Ich bin die Veränderung!

Schnell hatte sich unsere authentische, unkomplizierte Art rumgesprochen und wir durften immer mehr Gleichgesinnte begrüßen, die sich trauten, durch die Eingangstür des Cafés in unsere Welt einzutreten. Dabei handelte es sich keineswegs ausschließlich um Veganer:innen, sondern um Menschen, die offen und interessiert an Neuem waren, die einfach lecker und gesund essen wollten. Komplett vegan lebten tatsächlich die wenigsten unserer Gäste. Wir steckten jeden Tag all unser Herzblut und unsere Kraft in den Laden und es war wundervoll zu sehen, wie viele Menschen sich für unser kleines Café interessierten – schließlich hatten wir mit diesem Gastronomiekonzept wirklich Neuland im Raum Frankfurt betreten.

Wenn ich überlege, dass meine persönliche vegane Reise schon fast 17 Jahre andauert, merke ich, wie stimmig sich das für mich anfühlt. Und dass das *Apfelkern & Kolibri* als Teil davon bis heute besteht und gemütliche Wirklichkeit ist, macht mich unendlich dankbar. Will ich etwas verändern, muss ich die Veränderung zuerst selbst sein und leben. Eine denkbare einleuchtende Weisheit, die ich gerade im Moment, in dem ich diese Zeilen schreibe, noch einmal mehr verstehe, fühle und sie tief in meinem Bewusstsein verankere. Ich weiß heute, dass alles, was ich mir wünsche, Realität werden kann.

Darf ich glücklich sein?

Einige Jahre zuvor stand ich noch ganz am Anfang mit meinem veganen Lebenswandel und hatte den Impuls, den so viele dann haben: Ich wollte alle meine liebsten Menschen von dieser Art zu leben überzeugen. Wobei überzeugen vielleicht sogar das falsche Wort ist, denn vom einzig Richtigen muss man ja niemanden mehr überzeugen. So empfand ich das und konnte in meinen jungen Jahren nicht verstehen, warum Freund:innen oder Familie noch zögerten oder noch schlimmer: gar nicht sahen, was ich sah. Natürlich wollte ich aufklären und auf diese Art helfen, denn nicht nur die Tiere litten, sondern auch die Menschen mit ihrem schnellen, unbewussten Lebensstil, ihren Depressionen, Verdauungsstörungen und Hautproblemen.

„Ich empfand auf einmal so viel Druck und spürte eine große Last auf meinen Schultern. Aber war es denn allein meine Aufgabe, die zu tragen?“

Doch auf einmal gab es auch so viele Fragen: Wie kann es eigentlich sein, dass wir Menschen in dieser Art hier auf dem Planeten zusammenleben, dass schreckliche Dinge versteckt, aber doch direkt vor unseren Augen geschehen und wir es nicht wahrnehmen oder wahrhaben wollen? Kann man glücklich sein, während andere leiden? Darf ich das überhaupt? Ich spürte plötzlich eine so große Last auf meinen Schultern. Aber war es denn meine Aufgabe, die zu tragen? Vieles schien mir manchmal aussichtslos und doch hat sich vieles gewandelt.

Heute weiß ich, dass jeder Mensch seine ganz eigene Bewusstseinsreise erlebt und dass in gewisser Weise alles gut so ist, wie es ist. Durch meine Arbeit als Tantra- und Meditationslehrerin erkenne ich, dass immer mehr Menschen ihrer Intuition und ihrer inneren Wahrheit folgen. Sie möchten ihren Körper fühlen und sich verbinden, weil sie daran interessiert sind herauszufinden, was sie wirklich wollen und brauchen. Das ist heute sicherlich aktueller und notwendiger denn je, leben wir doch in Zeiten großer Umbrüche, in denen wir dringend eine unabhängige und wahrhaftige Referenz benötigen, um die richtigen Entscheidungen in unserem Leben treffen zu können. Zudem schaffen wir durch mehr innere Tiefe, Harmonie und Ruhe in uns selbst auch eine größere Kapazität für friedvolle, ausgeglichene und authentische Verbindungen mit anderen Menschen und Lebewesen.

Die Wahrheit über Gummibärchen

Ich war gerade 19 Jahre alt, als sich mein Leben komplett veränderte. In der Oberstufe hatte ich eine Mitschülerin, die bei jedem Supermarktbesuch in der Pause „auffällig wurde“, denn sie studierte tatsächlich die meist langen Listen der Inhaltsstoffe auf den Verpackungen dort. Außergewöhnlich. Ich wäre sonst kaum auf die Idee gekommen, mal das Kleingedruckte auf einer Chips- oder Süßigkeitentüte zu lesen, aber sie sensibilisierte mich dafür. Ob wir wirklich 20 verschiedene Ausführungen von Joghurt und Käse brauchten und ob diese blassrosa Fetzen Fleisch in den rechteckigen Plastikboxen nicht irgendwie weit weg von normal waren? Ich dachte jetzt zumindest einmal darüber nach. Es war nur so ein Gefühl, das aufkam und ein erstes Umdenken in mir anstieß. Trotzdem aß ich zum Beispiel weiterhin aus Gewohnheit meine Salamipizza, wobei ich die Wurstscheiben immer häufiger abkratzte.

Bei anderen Lebensmitteln war mir hingegen gar nicht bewusst, was alles drin sein könnte. Bei dem Gedanken schüttelt es mich schon ein wenig, aber so war's und die Industrie ist bestimmt nicht allzu traurig über unbedarfte Verbraucher:innen. Der Wendepunkt kam für mich, als ich die Gelatine in Süßigkeiten entdeckte. Ich erfuhr in einer Biologiestunde davon und fühlte mich wirklich getäuscht und betrogen. Wie konnte man ahnen, dass in den bunten Gummibären, die so lustig, freundlich und süß aussahen, Tierknochen steckten?! Ich erinnere mich an den Moment, in dem ich das realisierte, an den Ekel und an den aufkommenden Widerstand, weiterhin diese Dinge zu essen.

Wenn das Herz die Antwort gibt

Was ich damals für mich erkannt hatte, sah ich Jahre später auch in einer Begebenheit mit meiner gerade 4-jährigen Nichte. Diese Episode aus meinem Leben beflügelt mich noch heute. Die Kleine hatte von der Kassiererin im Supermarkt eine Packung Gummibären geschenkt bekommen und meine Schwester, ihre Mama, wollte es ihr nicht verweigern, das Geschenk anzunehmen. Wir sahen, wie ihre Augen leuchteten und sie sich so freute. Und natürlich kam gleich die Frage: „Darf ich das jetzt aufmachen und essen?“ Sie schaute uns begeistert an, während sich bei mir schon alles zusammenzog und ich Hilfe suchend zu meiner Schwester blickte. Was sollten wir jetzt bloß machen? Meine Schwester wollte ihre Tochter die Entscheidung selbst treffen lassen und so erklärten wir ihr in diesem Moment zum ersten Mal die Sache mit den verschiedenen Süßigkeiten. Dass die, die wir zu Hause haben, vegan sind und dass in diesen Gummibärchen, die sie gerade in der Hand hielt, Gelatine drin war, die man aus einem Schwein macht.

„Aber wo ist denn das Schwein hier drin? Ich sehe es nicht!“

Ich versuchte, irgendwie schneller und eindrücklicher zu erklären, doch während des Gesprächs hatte der kleine Wirbelwind, der sie wahrlich war und immer noch ist, schon die Packung geöffnet und sich das erste Fruchtgummi in den Mund gesteckt. Und man sah gleich, dass ihr das schmeckte. Was sollte ich sagen, ich hatte diese Dinger doch früher auch gerne gegessen. Also atmete ich einfach tief durch und ließ los. Inzwischen hielt sich meine Nichte ein Gummibärchen genau vors Auge und fragte ganz ernst: „Aber wo ist denn das Schwein hier drin? Wo ist es? Ich sehe es nicht.“ Sie hatte also doch zugehört! Ich präzisierte, dass man es so nicht sehen könne, weil es fein gemahlene Knochen vom Schwein seien. Worauf sie erwiderte: „Aber es schmeckt doch so süß und gut!“ Ich überlegte kurz, ob eine 4-Jährige nicht vielleicht doch mit dem Thema überfordert sein könnte, und sagte dann noch so was Ähnliches wie: „Manches kann man nicht mit den Augen sehen, aber wir können in unser Herz fühlen, um eine Antwort zu bekommen, wenn wir mal nicht wissen, was wir machen sollen.” Derweil warteten wir gerade an der Ampel und liefen dann über die Straße. Plötzlich hielt meine Nichte kurz inne mit dem Kauen und spuckte das, was sie gerade im Mund hatte, direkt auf die Straße. Der Rest der Packung landete kommentarlos im Mülleimer gegenüber auf der anderen Straßenseite.

„Du brauchst nicht länger als 9 Sekunden, um deine wahre Antwort auf eine Frage zu erhalten.“

Ich staunte. Wie bewundernswert einfach kann es sein, wenn man noch den direkten Zugang zu seinem höheren Selbst hat und relativ frei von Konditionierung ist. Ich hatte fast Tränen in den Augen, so begeisterte und berührte mich ihre Reaktion. Sie war ein Kindergartenkind, welches eine ganz klare Entscheidung treffen und dann auch akzeptieren konnte – innerhalb von Sekunden! Die yogische Lehre sagt: Du brauchst nicht länger als 9 Sekunden, um deine wahre Antwort auf eine Frage zu erhalten. Wenn wir mit uns verbunden sind, brauchen wir 3 Sekunden, um die positiven Argumente dafür zu erkennen, 3 Sekunden für die Gegenargumente, die zum Schutz dienen, und 3 Sekunden, um Für und Wider abzuwägen und eine Entscheidung zu treffen. Es ist gut, dass jeder Mensch seine eigene Zeit im großen Aufwachprozess hat. Und die ist natürlich immer genau richtig, wenn es dann eben passiert.

Eine Entscheidung aus Neugier

Die Anfänge meiner veganen Reise führen mich in Gedanken zurück in die kleine Küche meiner Studentenwohnung. Ich war inspiriert durch vegane Freund:innen und probierte gerade zum ersten Mal Bananen-

Sojamilch, Tofu und Avocado. Die allgemeine Begeisterung für den neuen Speiseplan mischte sich mit dem prickelnden Gefühl einer neuen Liebe zu mir selbst und so ließ ich meine Schwester gleich euphorisch an meinen revolutionären Erkenntnissen teilhaben – wörtlich so: „Hey Chris, ich esse jetzt nichts mehr, was vom Tier kommt, und das nennt man übrigens VEGAN." Im gleichen Atemzug fing ich an, unseren Kühlschrank auszuräumen. Ich erinnere mich noch heute, wie wir in der schmalen Küche unserer Schwestern-WG standen, unsere Köpfe im gut gefüllten Kühlschrank steckten und ich die Käsebestände aussortierte. „Anna, wollen wir das nicht noch essen?", hakte sodann meine Schwester nach und zeigte auf eine angebrochene Packung Wurst. Ich warf ein entrüstetes Nein in den Raum, sie quittierte mit einem Okay und das war auch schon der letzte Akt des Schauspiels.

Damit hatten wir die Umstellung besiegelt. Da gab es keine Zweifel, keine Fragen wie „Warum machen wir das jetzt eigentlich noch mal?". Von nun an vegan zu leben, war eine Entscheidung aus reiner Neugier. Wir hatten Lust auf Veränderung und so fühlte es sich superleicht und unbeschwert an. Obwohl wir noch nicht viel wussten – auch nicht, dass dieser erste vegane Tag ein neues Lebenskapitel für uns und alle lieben Menschen, die daran noch beteiligt sein würden, eröffnen sollte.

Sommer schmeckt nach Vanille-Mandarinen-Eis

Von jetzt an freute ich mich jeden Tag darauf, intuitiv Gerichte zu kreieren und dafür einkaufen zu gehen. Ich lernte richtig gut kochen und backen, hatte Spaß am Ausprobieren und meine positiven Erfahrungen spornten mich zu mehr an. Im Supermarkt war jedoch vieles plötzlich tabu – leider nicht vegan. Auch beim Bäcker gab es kaum etwas ohne Ei oder Milch. Ich wunderte mich wirklich, wie wenig so noch von dem übrig blieb, was wir zuvor gegessen hatten, und wie viel damals ohne Rücksicht auf Herkunft oder Zusatzstoffe im Einkaufskorb gelandet war. Warum gibt es eigentlich diese Unmengen verarbeiteter Lebensmittel und was macht Geschmack überhaupt aus?

Eine spannende Frage, zumal tierische Produkte ja auch immer wieder mit „Aber es schmeckt mir so gut, deshalb will ich nicht darauf verzichten" verteidigt werden. Was ich grundsätzlich nachvollziehen kann, denn auch ich wollte nichts aufgeben, was mich vermeintlich glücklich und zufrieden stimmte, indem es ein Bedürfnis befriedigte. Was für uns schmeckt oder nicht schmeckt, ist allerdings größtenteils erlernt und anerzogen. Wir sind konditioniert in unserem Essverhalten – durch unsere Familie, Traditionen und die Gesellschaft. Wobei das nicht per se schlecht ist, aber offensichtlich mittlerweile in eine falsche Richtung geht. Laut einer Studie ziehen viele Kinder den Industrieketchup einem selbst gemachten Ketchup vor, einfach weil sie den Geschmack frischer Tomaten gar nicht kennen! Erschreckend. So weit sind wir also schon weg vom Ursprünglichen, von der Quelle.

„Bin ich bereit für die Wahrheit? Bin ich bereit, für mich einzustehen?"

Dass Essen auch Gefühle und Emotionen auslöst, die an Erinnerungen gekoppelt sind, durfte ich seinerzeit selbst erfahren. Ich erinnere mich zum Beispiel an das Vanille-Mandarinen-Eis, das ich als Kind so geliebt habe und womit ich Sommergefühle und Schwimmbadbesuche verbinde. Dieses Eis sah ich ein paarmal in der Kühltruhe beim Einkaufen und bemerkte den kurzen Konflikt in mir, eine Sehnsucht, ein Bedürfnis. Ich stellte mir die Frage, ob ich dem Impuls nachgeben sollte, dieses Eis zu essen, weil ich ja wusste, wie gut es schmeckt und dass ich mich damit jetzt ganz einfach glücklich machen könnte. Wenn ich aber meine Wahrnehmung erweitere, sehe ich das ganze Bild. Also fragte ich mich weiter: „Bin ich bereit für die Wahrheit? Bin ich bereit, für mich einzustehen? Welche Art von Mensch möchte ich sein?" Und stellte fest: Alles ist ganz allein meine Entscheidung! Ich kann meinen unterbewussten Prägungen nachgehen oder nicht. Ich erkenne, dass ich aktiv mein Leben gestalte, denn in jedem Moment erschaffe ich meine Realität.

Wollen versus brauchen

Wenn wir einmal begriffen haben, dass wir unseren Emotionen und Gefühlen nicht blind ausgeliefert sind und folglich auch nicht impulsgesteuert handeln müssen, wird alles leichter. Ich habe immer mehrere Instanzen, von denen aus ich überprüfe, was für mich stimmig ist und was nicht. Nicht all das, was wir wollen, ist auch das, was wir brauchen! Einfach gesagt, doch manchmal schwer zu fühlen, weil wir oft so weit weg von unserer wahren Mitte sind. Wissen und spüren wir wirklich, dass unser Glück nicht von irgendetwas im Außen abhängig ist? Vom süßen, kühlen Nachtisch, von der Liebe der Partnerin oder des Partners, vom Ansehen im Job oder von den Zahlen auf dem Bankkonto? Und wenn wir es dann alles so haben wie gewünscht, sind wir dann irgendwie anders oder besser? Haben wir es dann leichter oder weniger Herausforderungen? Sind wir dann glücklich am Ziel?

„Automatismen zu erkennen und aufzubrechen erfordert Mut – aber es lohnt sich!"

Meine Meditationspraxis hat mir geholfen, klarer zu sehen und mehr über mich zu erfahren, was vorher im Verborgenen lag. Heute erkenne ich etwas besser, um was es wirklich geht, wer ich eigentlich bin und was wichtig ist für mich. Wenn etwas für mich noch keinen Sinn ergibt, gehe ich einfach weiter, spüre mehr hinein und übe mich darin, geduldiger zu sein. Im Rückspiegel des Lebens wird im Laufe der Zeit vieles klarer. Dieses Leben zu leben, Automatismen zu erkennen und aufzubrechen erfordert Mut – aber es lohnt sich! Niemand von uns will sich absichtlich unterbewusst sabotieren. Wir wollen alle leben, Erfahrungen machen, geliebt werden, vergeben lernen, unsere Talente entdecken und Herausforderungen mutig begegnen. Es ist ein Test, ein Spiel, in dem wir uns ausprobieren können und am Ende selbst entscheiden werden, ob wir gewonnen oder verloren haben.

Mit der Nasenspitze am Unbekannten

Die Hirnforschung geht davon aus, dass unser Gehirn im Alter von 35 Jahren alle Strukturen und Nervenverbindungen so gebaut hat, dass sich kaum mehr etwas verändert, sofern man nicht aktiv daran arbeitet. Das hat mich ordentlich beschäftigt. Laut der Forscher:innen treffen wir unsere Lebensentscheidungen dann auf der Basis tief sitzender, unterbewusster Grundmuster, die sich zum Teil im frühen Kindesalter geformt haben und jetzt automatisch ablaufen. Jeder Mensch trägt das eigene Lebenspäckchen und projiziert bewusst oder unbewusst immer wieder die eigene Vergangenheit in die Zukunft. Da passiert dann tatsächlich nicht mehr viel Neues. Wir ziehen immer wieder ähnliche Situationen an, sehen uns ähnlichen zwischenmenschlichen Herausforderungen gegenüber oder haben einen Lebensstil, der uns harte Kompromisse abverlangt. Aber nur wir selbst haben es in der Hand.

Ich übe mich darin, mein System nicht mehr so sehr zu strapazieren und auszureizen, mehr auf mich zu achten, mich zu schätzen und mir nicht so viel abzuverlangen. Ich denke aber, wir dürfen uns unbedingt dem Neuen öffnen und beweglich bleiben. Wir sollten auf jeden

Fall in unserem Leben verrückte Dinge machen und uns immer wieder in Abständen hinterfragen. Dann bleiben wir fit – im Geist und im Körper. Wenn wir unser Leben flexibel gestalten, offen sind für Neues, kann die Dauerschleife aus alten Emotionen und Geschichten, die wir uns immer wieder selbst erzählen, ein Ende finden. Damit lösen wir auch Blockaden und Ängste, die uns den Zugriff auf unser volles Potenzial versperren. Wir sind hier, um das Leben zu spüren, in Leichtigkeit und Fülle zu genießen, uns auszuprobieren und zu wachsen. Sich immer wieder liebevoll für neue Erfahrungen zu öffnen, wirkt übrigens auch verjüngend. Das heißt, genau da – mit der Nasenspitze am Unbekannten – bin ich genau richtig!

Was ist schon normal?

Von Zeit zu Zeit teste ich, ob etwas noch zu mir gehört und weiter in mein Leben passt. Genauso, was mir nicht mehr stimmig erscheint. Ich spüre in mich hinein, um zu überprüfen, ob Situationen, Entscheidungen oder Personen mit mir in Resonanz gehen. So versuche ich, die Welt viel mehr von meinem Herzen aus wahrzunehmen. Ich erinnere mich, dass sich mein Kopf und mein Herz schon nach etwa 3 Monaten veganer Ernährung anders anfühlten und sich meine Wahrnehmung verändert hatte. Ich war klarer und frischer. Als ob sich etwas in mir öffnete, zu dem ich vorher keinen Zugang hatte.

„Mit der Zeit habe ich gelernt, meine Wahrheit zu sprechen und darauf zu vertrauen, dass ich immer genau dahin geführt werde, wo ich gerade sein soll."

Und das Beste: Seit dieser konsequenten Ernährungsumstellung bin ich nicht mehr ernsthaft krank gewesen. Als Kind und Teenagerin hatte ich zum Beispiel ständig Ohren- und Halsschmerzen oder gleich eine Angina – was offenbar alle für normal hielten. Dann gab es eben wieder ein Antibiotikum und gut war's. Zuletzt durfte ich mich als 18-Jährige im Krankenhaus vorstellen, weil ich eine so massive Entzündung hatte, dass ich gar nicht mehr schlucken und richtig atmen konnte. Heute weiß ich, dass Milch die Entzündungswerte in die Höhe treiben kann und meine tägliche Tasse Kuh-Kakao damals sicherlich nicht gerade förderlich war. Mein Körper sendete mir also schon lange Signale, doch konnte ich sie schlicht nicht einordnen. Dass ich mit diesem fehlenden Wissen um mögliche Zusammenhänge nicht allein war, zeigten später auch die vielen Gespräche mit Menschen, denen ich von meinen Erfahrungen berichtete. Ich stieß auf Unverständnis, wurde für verrückt oder zumindest eigenartig gehalten. Aber ja, die vegane Ernährung war zu der Zeit einfach noch nicht so weit verbreitet.

Ich habe Tränen vergossen, Freundschaften verloren, Menschen, die ich liebe, fühlten sich wegen mir unwohl und manchmal war ich auch kurz vor dem Verzweifeln. Aber es gab immer einen Weg. Mit der Zeit habe ich gelernt, meine Wahrheit zu sprechen und darauf zu vertrauen, dass ich immer genau dahin geführt werde, wo ich gerade sein soll. Ich weiß mittlerweile, dass ich in jeder Situation in meinem Leben, mag sie unbeschwert oder nicht so angenehm sein, genau richtig bin. Weil ich immer etwas lernen darf.

Familientradition – geht auch vegan!

Rückblickend betrachtet schon absurd, dass die Entscheidung für eine vegane Ernährung damals so viel Aufsehen und Konfrontationen mit sich brachte. Ich erinnere mich noch, wie sich die Augen meiner Mutter mit Tränen füllten, als meine Schwester und ich ihr freudig verkündeten, dass wir jetzt vegan leben. Für sie war es eine Art Schock … und das traf uns beide wiederum tief. Ich hatte das Gefühl, schuldig zu sein; schuldig ohne Grund, nur weil ich anders war. Veränderungen können ängstigen, doch ich habe nie daran gezweifelt, auf dem richtigen Kurs zu sein. Umso schöner war es, als wir dann mit der Zeit vegane Rezepte austauschten und Mama unser traditionelles Familienessen – tschechische Hefeknödel mit Dillsoße – in einer überaus leckeren veganen Version auf den Tisch zauberte. Hier zeigte sich also einmal mehr, dass wir auf nichts verzichten müssten.

Es gibt immer einen Grund, dankbar zu sein. Das habe ich von meiner Mama gelernt und ebenso, dass ich mit dieser Haltung, in dieser Schwingung noch mehr kleine wie große Wunder in mein Leben ziehe. Wenn immer mehr Menschen sich verändern oder hinterfragen, dann bereiten sie damit den Weg für andere, es ihnen gleichzutun. Dann ist es leichter. Wir sind eben alle auf irgendeine Weise miteinander verbunden und unsere eigene Energie kann zugleich andere stärken.

Im Laufe der Zeit konnte ich auch diesen Drang zur Rechtfertigung für mein Sein in Gesprächen mit anderen überwinden. Indem ich ins Mitgefühl und Verständnis für mein Gegenüber ging – egal, was mir an den Kopf geworfen wurde –, entstand Raum für Heilung. Das ist oft nicht einfach, doch es funktioniert. Wie aufregend aber, die Welt immer wieder neu erklärt zu bekommen und zu staunen, was alles möglich ist!

Versteckte Botschaften

Wo bleibe ich einfach gelassen und verständnisvoll und wo ziehe ich eine Grenze für mich? Was trägt mich weiter und was kostet nur meine Kraft? Die richtige Antwort auf diese Fragen zu finden, bleibt immer eine Herausforderung – und einer solchen sah ich mich auch ganz am Anfang meiner veganen Reise gegenüber. In meiner Studentenzeit arbeitete ich als Servicekraft in der Gastronomie und auf einem Event ereignete sich folgende Geschichte: Ich hatte gerade eine kurze Pause und ging hungrig in den Personalraum, wo ein kleines Büffet für die Mitarbeiter:innen aufgebaut war. Natürlich wusste ich, dass ich hier nicht mit rein pflanzlicher Kost rechnen durfte, aber das verlangte ich auch gar nicht. Irgendwas würde schon für mich dabei sein und so schaute ich der Reihe nach in alle Töpfe, um mir einen Überblick zu verschaffen. Alles so unauffällig wie möglich, doch ein Angestellter des Hotels beobachtete mich die ganze Zeit und fragte dann quer durch den Raum, was denn los sei mit mir. „Alles gut!", sagte ich, und dass ich zurechtkomme. „Ich bin vegan und esse keine tierischen Produkte", fügte ich noch hinzu.

„Von völlig fremden Menschen beleidigt zu werden, nur weil man nach veganem Essen Ausschau gehalten hat, macht wirklich sprachlos."

Und dann passierte, womit ich nie gerechnet hätte: Er begann, mich lautstark anzupöbeln, zu bewerten und sogar zu beleidigen. Meinte, ich würde das Essen nicht wertschätzen. Wie könnte ich mich nur so undankbar verhalten und hier aus der Reihe tanzen. Er redete weiter auf mich ein und ich wusste gar nicht, wie mir geschah. Ich verharrte wie in Schockstarre vor dem Büffet. Dieser Mensch kannte mich doch gar nicht, ich war zum ersten Mal in diesem Hotel und hatte wahrlich nichts Schlimmes getan! „Halten Sie sich etwa für etwas Besonderes? Ich verstehe nicht, warum Sie überhaupt hier sind. Sie verdienen es nicht, hier zu arbeiten!", konnte ich seinem Wortgewirr noch entnehmen und diese Sätze klingen noch immer in meinen Ohren.

Ich war sprachlos, holte ein paar Male tief Luft, packte etwas Reis und ein paar leblose Salatblätter auf meinen Teller und setzte mich auf einen Stuhl. In diesem Moment begann ich zu überlegen, warum ich eigentlich hier war. Hier in diesem dunklen Personalkeller, nachts, nach einer 12-Stunden-Schicht. Mir tat alles weh, ich hatte keine Kraft zu diskutieren oder mich zu rechtfertigen, doch mit dieser Ernüchterung wurde mir plötzlich einiges bewusst. Ich bemerkte die stummen Blicke der anderen Mitarbeiter:innen und es schnürte meine Brust zu. Warum saßen diese jungen Leute einfach so da, hatte wirklich keine:r von ihnen etwas dazu zu sagen? Ich hätte mir irgendeine Art Unterstützung erhofft, doch blickte nur in energie- und teilnahmslose Gesichter.

„Ich muss hier nicht sein! Ich unterstütze hier etwas mit meiner wertvollen Energie, das ich gar nicht vertreten kann."

Mein Herz klopfte noch viel zu schnell nach diesem kleinen Schock. Ich spürte meine Erschöpfung vom Hin- und Hergelaufe und von dem Anblick der fein gekleideten Gäste im Saal, die so unschuldig und gesittet an weiß gedeckten Tischen saßen und denen ich gerade noch Carpaccio, Steak und Speckkartoffeln serviert hatte. Dazu hatte ich freundlich einen guten Appetit gewünscht. Auf einmal fiel es mir wie Schuppen von den Augen und diese erdrückende Situation bekam einen Sinn: Ich brauchte hier nicht mehr zu sein! Ich unterstütze hier etwas mit meiner wertvollen Energie, das ich gar nicht vertreten kann. Diese Erkenntnis machte mich schlagartig frei und glücklich. Das Universum hatte mir eine Botschaft mitgeteilt und ich hatte sie verstanden.

Ich muss nicht allen gefallen

Tatsächlich orientierte ich mich dann mit meinem Aushilfsjob um. Alles geschah ganz im Flow und stressfrei. Was für eine Lehrstunde des Lebens! Auf meinen letzten Jobevents teilte ich den Köch:innen einfach im Vorhinein mit, ich wäre hochallergisch auf tierische Produkte, und so achteten sie darauf, dass auch ich etwas Nahrhaftes zu essen bekam. Auf diese Weise gestaltete sich das Ganze gleich viel entspannter. Die Mitarbeiter:innen waren ebenfalls verständnisvoller und hilfsbereiter. Keine:r fühlte sich angegriffen oder kam auf die Idee, mich komisch zu behandeln, weil ich mich anders ernährte.

Ich muss zugeben, dass mich diese Erfahrung nachhaltig geprägt hat. Sie bot mir die Gelegenheit, noch mehr über mich zu lernen. Schon als Kind war ich bestrebt, alles in meinem Leben richtig zu machen. Wollte gute Noten bekommen, mich durch gute Leistungen hervorheben und ich wollte gefallen. Ich bemühte mich darum, in dem gut zu sein, was andere von mir erwarteten. Wenn jemand aus der Reihe tanzte, fand ich das zwar irgendwie bewundernswert, aber generell auch leicht peinlich oder ich empfand Fremdscham.

Dass ich nun selbst immer wieder als „nicht normal“ auffiel und für mich einstehen musste, war eine Herausforderung und gut für mein persönliches Wachstum und meine Authentizität. Ich weiß, ich muss mich nicht konform anderen Menschen anpassen – ich darf einfach ich selbst sein. Ich liebe, wie mein Herz, Bauch und Kopf inzwischen so gut zusammenarbeiten. Kann ganz frei und offen meiner Intuition folgen und spüre, dass ich geliebt und richtig bin, so wie ich bin. Dafür brauche ich keine Referenz im Außen. Das passiert alles in mir.

Die Kraft des Jetzt

Ich ließ mehr und mehr los und entschied, nicht mehr so viel in meinem Leben kontrollieren zu wollen. Wenn ich ins Restaurant ging, fragte ich nach einem veganen Gericht oder stellte mir etwas aus der Karte zusammen. Weil ich auch immer viel auf Reisen war, hatte ich mir einfach angewöhnt, klar und deutlich zu sagen, was ich will. Und auch zu erwähnen, was ich explizit nicht im Essen finden möchte. Wenn ich mich in jeder Situation meines Lebens klar ausdrückte, keine Angst mehr hatte, damit lästig zu werden, oder versuchte, es jemandem recht zu machen oder zu gefallen, dann klappte alles ganz wunderbar.

„Wir haben nur das Jetzt, in dem wir leben und Dinge bewegen können.“

Ich begann, mein Essen zu segnen, und ich fühlte, dass es einen Unterschied machte. Wenn ich die Energie des Essens anhebe – und das kann übrigens jede:r –, dann schmeckt es deutlich besser, ist leichter bekömmlich und gibt viel mehr Lebenskraft. In Dankbarkeit spreche ich dazu nur ein paar Worte von Herzen und schon diese kleine Geste bringt mich wieder mehr in den Moment, ins Jetzt, wo ich mich eigentlich so oft wie möglich aufhalten möchte. Wenn wir ehrlich sind, springen unsere

Gedanken doch allzu häufig ins Gestern oder in die Zukunft. Aber wir haben nur das Jetzt, in dem wir leben und Dinge bewegen können. Und es ist so wichtig, sich das immer wieder bewusst zu machen.

Mit Achtsamkeit und Mitgefühl

Die magische Kraft des Jetzt habe ich übrigens auch später in meiner Zeit im Ashram in Indien noch tiefer erfahren dürfen. Aber um den Effekt dieser Erfahrung zu haben, muss ich nicht in Indien sein. Ich kann die Kraft genau in diesem Moment, gerade jetzt, erfahren. Während meine Finger über die Tastatur hüpfen und ich diese Zeilen schreibe, praktiziere ich, zeitlos zu sein. Ich lausche dem Klicken der Laptop-Tastatur und genieße die Einfachheit des Moments, die Stille und das Zirpen der balinesischen Grillen draußen in den Palmen vor der Tür. Anstatt in die Reaktion auf meine Gedanken zu gehen, die gerade kommen, und nun zu überlegen, was ich gleich noch machen werde, wie viel Uhr es eigentlich ist, ob ich alle Termine für morgen koordiniert habe oder spüre, dass ich doch noch hungrig bin, genieße ich nur achtsam diesen Moment des Gedankenflusses, lasse alle Empfindungen gleichzeitig da sein, versuche nichts zu verändern und bin einfach im Hier und Jetzt präsent. Und aller Stress fällt ab.

„Ich versuche meine Kraft zu bündeln, um sie dort einzusetzen, wo ich etwas bewirken kann."

Diese Wahrnehmungsübung klappt natürlich auch beim langsamen Lesen dieser Zeilen. Achtsamkeit ist der Schlüssel. Je mehr wir erkennen und verinnerlichen, dass wir maßgeblich daran beteiligt sind, wie wir unsere persönliche Welt erschaffen, desto besser können wir unsere schöpferische Kraft gezielt einsetzen. Wenn ich gleichzeitig Sender:in und Empfänger:in von Energien bin, trage ich auch für alles Sorge, was mir widerfährt. Ich kann niemanden im Außen dafür verantwortlich machen. Allein meine Einstellung zu einer Sache entscheidet, ob ich etwas positiv sehe oder negativ, ob ich darunter leide oder nicht.

Das klingt vielleicht etwas hart, aber meint keineswegs, dass ich mein Mitgefühl ausschalte und mein Herz verschließe. Die Motivation dahinter ist eher das Gegenteil: Ich versuche meine Kraft zu bündeln, um sie dort einzusetzen, wo ich etwas bewirken kann. Zerfließe ich im Schmerz über all das Leid auf dieser Welt oder hadere ich damit, vielleicht nie alles erreichen zu können, was ich mir wünsche, raube ich mir selbst die Energie und werde niemandem hilfreich sein. Mitgefühl und Mitleid sind zwei völlig verschiedene Paar Schuhe, wie mein Lehrer sagen würde. Ich habe oft gelitten für andere und mit anderen – mit Tieren, Menschen, die mir nah sind, und auch mit Menschen, die ich nicht mal persönlich kenne. Nicht zuletzt natürlich auch mit mir selbst und all das zieht auf Dauer enorm viel Lebenskraft.

„Ich nehme meine Bedürfnisse zur Kenntnis. Ich bin es mir wert."

Es ist ein Prozess der Erkenntnis und des Aufwachens, in dem wir jeden Tag dazulernen. Ich kann mitfühlen, muss aber nicht mitleiden. Ich bin niemandem eine Hilfe, wenn es mir selbst schlecht geht. „Please put on your own oxygenmask first before you assist others" – die Durchsage im Flugzeug erinnert mich immer daran, dass ich mich zuerst um mich kümmern darf, bevor ich anderen überhaupt helfen kann. Ich nehme meine Bedürfnisse zur Kenntnis. Ich bin es mir wert. Ich achte darauf, dass ich mich selbst respektiere. Das war nicht immer so und ich durfte es lernen. Wenn ich in mir ruhe und positive Energie ausstrahle, gebe ich natürlicherweise – und das inspiriert andere, ebenso achtsam mit sich zu sein. So entsteht ein natürlicher Kreislauf. Ich darf also dafür sorgen, dass es mir gut geht, dass ich glücklich bin, damit andere Menschen sich auch trauen, für sich selbst einzustehen und Entscheidungen treffen, mit denen ihre Seele glücklich ist. Es wäre also in diesem Sinne unterlassene Hilfeleistung, wenn wir uns nicht trauen, unser volles Potenzial zu leben.

Igitt, vegane Kuchen!

Vegan zu sein war ja seinerzeit noch nicht so gesellschaftsfähig wie heute und ich wünschte mir aus tiefstem Herzen, mehr Menschen in den Genuss köstlicher pflanzlicher Gerichte zu bringen. Genießen stand bei mir schon immer im Mittelpunkt. Ich liebe Essen in verschiedenen Kulturen, Kochtöpfen wie Geschmäckern! Und hatte so viele Ideen, so viel Energie und Lust, neue Geschmackswunderwerke zu schaffen. Mein Traum war, dass vegane Menschen nie wieder nur Beilagen bestellen und nicht mehr lang und breit erklären müssten, was man alles nicht im Essen haben wollte. Man zöge keine komischen Blicke mehr auf sich, weil man die Bedienung im Lokal auch nicht mehr dreimal so lange mit einer Bestellung aufhalten müsste wie eine nicht vegane Person, die einfach die Nummer eines Gerichts auf der Speisekarte nennt.

All meine Energie landete zusammen mit Quiche, Kokos-Lasagne, Cashewcreme-Torte und Co. im veganen Café-Projekt. Hier durfte ich mich austoben, neue Gerichte kreieren und jeden Tag von den Gästen Feedback einholen, was ich noch verbessern könnte. Die meisten erfuhren erst mit der Zeit, dass wir keine tierischen Produkte verwendeten, und waren umso interessierter an Rezepten und Alternativen fürs Backen und Kochen. Ich legte meinen Fokus auf Kreativität in der Zubereitung der Speisen und auf beste Qualität der Zutaten. Aus der Küche hörte man immer meine Mantra-Musik spielen – für gute Energie. Wenn das Essen an die Gäste rausging, war die Extraportion Liebe so schon mit eingebacken, eingelegt oder eingekocht. In jedem Fall schmeckte das Essen, durfte man den Gästen glauben, gleich doppelt so gut.

„Die meisten erfuhren erst mit der Zeit, dass wir keine tierischen Produkte verwendeten, und waren umso interessierter an Rezepten und Alternativen fürs Backen und Kochen."

Trotzdem war der Veganismus noch lange nicht in der Mitte der Gesellschaft angekommen. Vor unserem Café hörte ich mal eine ältere Dame im Vorbeilaufen entrüstet sagen: „Igitt, vegane Kuchen! Das kann doch gar nicht schmecken!" Heute schmunzeln wir über diese Aussage und sie ist zum liebevollen Running Gag geworden. Ja, das waren noch die alten Zeiten, wo ich mich an manchen Tagen im Stillen fragte, ob dieses mutige Projekt wirklich Zukunft haben wird oder ob vegan zu sein nur ein Hype bleiben sollte. Würden wirklich mehr Menschen einen neuen Weg des Zusammenlebens und der Achtsamkeit einschlagen? Ich betete tatsächlich sehr oft für diese Veränderung und für die Kraft, selbst immer weiterzumachen.

Der Tropfen im Ozean

Vor ein paar Jahren hatte ich ein Déjà-vu. Ich stand auf der Terrasse unseres Cafés, schaute herum und erkannte in einem Jetzt-Moment, dass ich wahrhaftig in meiner Vision lebe, die ich mal als Teenagerin hatte. Ich erinnerte mich an den Wunsch, für etwas Gutes zu stehen, Courage zu haben, stark zu sein und mich selbst und die Menschen, die mit mir resonieren, für eine neue Dimension des Daseins zu inspirieren. Und nun fand ich mich inmitten meines Traums, meiner Vision wieder und fühlte mich so unterstützt wie geliebt vom Kosmos. Ich spürte, dass jede Zelle meines

Körpers tanzte vor Glück. In diesem Augenblick hatte ich das dankbare Gefühl, richtig viel bewegt zu haben in meinem bisherigen Leben.

Ich bin zwar nur ein Tropfen im Ozean, doch gleichzeitig weiß ich, dass die Information des gesamten Ozeans in einem Tropfen vorhanden ist. Ich hab also alles, was ich brauche, immer bei mir und bin nie allein. Es gibt so viele andere Tropfen, so viele Lichter, so viele unglaubliche Seelen, die gemeinsam auf dem Weg sind. Es ist großartig, wie alles zusammenfließt, sich Menschen einfach finden, wenn sie es am wenigsten erwarten, um gemeinsam mit ihren Visionen zu wachsen und sich zu unterstützen. So haben sich auch die Autor:innen für dieses wundervolle Buchprojekt zusammengefunden und so schenkt mir das Universum interessante Seelenverbindungen, damit wir gemeinsam das Leben spielen, uns unterrichten, uns gegenseitig beflügeln und natürlich, um lecker vegan zu kochen und zu genießen.

Da klingen die Worte eines weisen Lehrers in meinen Ohren, der zu mir sagte: „Du kannst viel reden, erzählen und inspirieren, aber was am Ende wirklich zählt, ist immer nur die eigene Erfahrung." Jeder Mensch ist ein Original. Dich und mich gibt es nur ein einziges Mal. Mein Weg ist also nicht dein Weg und deiner ist nicht meiner. Aber wenn du durch dein Wirken auch nur eine Person, ein Leben tief im Herzen berührst und sie sich für das Licht entscheidet, dann hat sich das alles hier schon gelohnt.

Anna Japa Bhagti Rosenauer

… unterstützt Frauen mit den Techniken des Kundalini-Yoga, der Tantra-Massage und der Kraft der Musik, mehr in ihre wahre weibliche Essenz zu kommen und sich im Einklang mit Körper, Geist und Seele einfach vollkommen und natürlich schön zu fühlen. Durch Meditation und Bewusstseinsarbeit konnte sie auch schon vielen Herausforderungen in ihrem eigenen Leben begegnen – so etwa dem veganen Weltschmerz, der uns immer wieder bewegt.

Die gesunde vegane Ernährung hilft Anna, sich körperlich und mental fit zu fühlen und viel kreative Energie für all ihre Projekte zu haben. Gemeinsam mit ihrem Partner Yves Becker begeistert sie Menschen für moderne Meditation: In Seminaren, Coachings, Retreats und Online-Live-Meditationen geben die beiden ihre Expertise und jahrelange Erfahrung weiter. Daneben findet Anna in der Musik und im Klang einen Kanal für ihre Kreativität. Sie singt, spielt verschiedene Instrumente und gibt Mantra-Konzerte mit ihrer Band. Außerdem designt und produziert sie Mala-Energieschmuck für Frauen.

Annas Mission ist es, Menschen durch Achtsamkeit zu einem bewussteren Lebensstil zu inspirieren und sie wieder mehr vom Kopf ins Herz zu bringen.

Mehr von und über Anna

Websites:
apfelkern-und-kolibri.de
mardana.de
meilahi.com
lovu-retreat.de
unique-kids.com

Instagram: me.ilahi

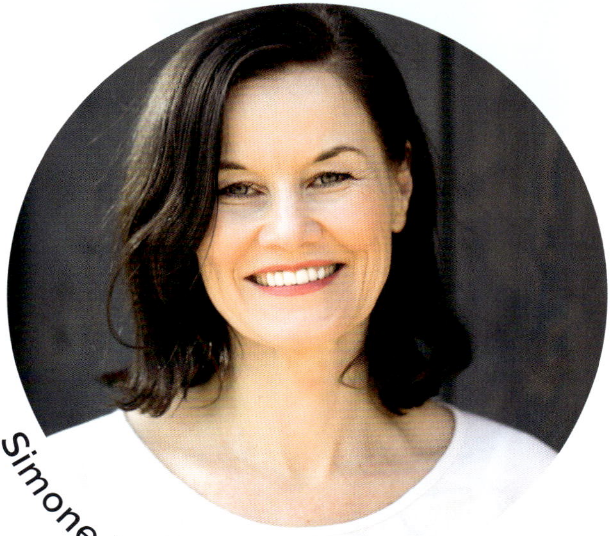

Simone Franke

Fünf Fragen an Simone

Welche drei Wörter beschreiben dich am besten?
Kreativ, offen, zugewandt.

Wenn du ein Tier wärst, welches wärst du und warum?
Ein Schwein. Schweine sind so klug, freundlich und sozial – einfach wundervoll.

Eine Sache, ohne die du nicht leben könntest?
Ich brauche täglich meine frischen Smoothies, daher: Ohne meinen Hochleistungsmixer kann und will ich nicht leben.

Was ist das Schönste, das mal jemand über dich gesagt hat?
„Mit dir wird es nie langweilig, denn du öffnest dich allem Neuen gespannt und vorbehaltlos."

Mit welcher berühmten Persönlichkeit würdest du gerne mal einen Kaffee trinken? Warum?
Mit Joaquin Phoenix, weil er so unglaublich mutig, engagiert und interessant ist.

Hinterm Tellerrand geht's weiter

Dass ich aufgewacht bin, ist noch gar nicht so lange her. Aufwachen klingt im übertragenen Sinne natürlich immer ein bisschen pathetisch, doch beschreibt meine Entwicklung überaus treffend. Im Rückblick fühlt es sich tatsächlich so an, als hätte ich mein ganzes Leben zuvor geschlafen. Den tiefen Schlaf der Konditionierung, die mich nie daran zweifeln ließ, dass es völlig in Ordnung und normal sei, Fleisch und Fisch zu essen, Eier zu verarbeiten, Milch zu trinken, Lederschuhe zu tragen und noch vieles mehr. Kurz gesagt: Tiere auszubeuten.

Der tiefe Schlaf der Konditionierung

Diese Konditionierung ist ein Prozess, der schon in frühester Kindheit beginnt und auf Überzeugungen gründet, die tief in unserer Gesellschaft verwurzelt sind: Es gibt Haustiere und Nutztiere. Die einen werden geliebt und gekuschelt, die anderen genutzt und gegessen. Das war schon immer so und kann bedenkenlos so bleiben. Und damit verhindert unsere Konditionierung, dass wir das Stück Fleisch im Supermarkt und später auf dem Teller mit einem fühlenden Lebewesen in Verbindung bringen – es ist dann schlicht ein Produkt und all das Leid der Tiere abgekoppelt.

Dabei gibt es in der Tierausbeutung keine Grausamkeit, die es nicht gibt. Es gibt keine Grenzen. Wir degradieren die Tiere zu Objekten und bemessen ihren Wert etwa nach Lege- und Milchleistung oder Fleischertrag. Sie werden nach den Bedürfnissen der Menschen gezüchtet, gemästet, missbraucht, gefoltert und schließlich ermordet. Tag für Tag milliardenfach. Das weiß ich inzwischen und wundere mich noch immer darüber, welche Macht die beschriebene Konditionierung über Menschen hat. Sie werden blind für Dinge, die unendlich grausam und falsch sind. Ja, unterstützen diese sogar mit ihrem Konsum. Schauen nicht hin, was genau es ist, das sie da konsumieren.

Auch ich kann nicht mehr sagen, was ich früher dachte, wenn ich mein Schnitzel aß oder mir Lederschuhe kaufte. Eigentlich nicht viel. Ich glaube, ich habe mir einfach vorgemacht, dass in einem zivilisierten Land wie Deutschland schon irgendjemand dafür sorgen würde, dass Tiere nicht so sehr leiden müssen. Dass das alles gar nicht so schlimm sei. Ich war eben gut konditioniert und bin noch immer darüber erschrocken, wie sorglos und unbekümmert ich dadurch lebte. Mir ist im Laufe der letzten Monate klar geworden, dass eben diese Konditionierung, die von Generation zu Generation weitergetragen wird, die größte Nuss ist, die es auf dem Weg in eine fried- und liebevollere Welt zu knacken gilt. Und dass sich diese Nuss niemals durch Vorwürfe, Verurteilungen oder Forderungen knacken lässt, sondern durch Informationen und das Sichtbarmachen der unzähligen Opfer. Dadurch, dass man ihnen ein Gesicht gibt. Den Menschen muss wieder bewusst werden, dass ein Stück Fleisch eben nicht nur ein Stück Fleisch ist, sondern ein Teil aus dem toten Körper eines Lebewesens, das einen einzigartigen Charakter hatte und ganz sicher nicht sterben wollte.

„Konditionierung bewirkt, dass wir ein Schnitzel nicht mehr mit einem fühlenden Lebewesen in Verbindung bringen. Sie macht uns blind für Dinge, die unendlich grausam und falsch sind."

Tatsächlich aber gab es eine Zeit, in der ein Teil von mir bereute, dass ich über den Tellerrand hinausgeblickt hatte. Denn das Gefühl, ins Bodenlose zu fallen, der Schmerz, die Trauer und die Wut waren lange übermächtig und nahmen mir jede Lebensfreude. Dazu kam der Glaube, dass ich die Aufgabe und die Pflicht hätte, die ganze Welt aus ihrem Dornröschenschlaf zu wecken. Wie könnte ich sonst unbeschwert weiterleben, während überall solch schreckliches Unrecht geschieht? Für welches so viele Menschen blind sind – aus welchen Gründen auch immer.

Das böse Erwachen

Ich möchte meine Geschichte im Oktober 2019 beginnen lassen. Zu dem Zeitpunkt hatte ich schon recht lange keine Eier und Milchprodukte mehr konsumiert und aß nur noch wenig Fleisch. Das Thema Tiere war sozusagen eine kleine Nebenfrequenz in meinem kritischen Denken. Immerhin da, aber es hatte den Durchbruch in mein volles Bewusstsein noch nicht geschafft. Das sollte sich schlagartig ändern ... Ich kann mich noch genau an den Moment erinnern, als ich bei Facebook die Aufnahmen aus dem Tierversuchslabor LPT *(Laboratory of Pharmacology and Toxicology)* bei Hamburg entdeckte. Für mehrere Monate hatte *SOKO Tierschutz* dort einen Aktivisten als Mitarbeiter in das Labor eingeschleust. Und so sah ich Fotos und Videos von blutenden Hunden, die auf kalten Fliesen lagen, Affen, die sich im Käfig wie wild im Kreis drehten und auf Stühlen fixiert waren, Katzen, die schrien, weil man ihnen die Beine zerstach. Ich sah, wie Mitarbeiter:innen die Tiere außerhalb der grauenvollen Versuche zusätzlich misshandelten, indem sie sie zum Beispiel mit dem Kopf gegen die Wand schlugen. Einfach unerträglich!

„Meine ganze Welt geriet ins Wanken. Immer, wenn ich dachte, es könne nichts Schlimmeres mehr kommen, wurde ich eines Besseren belehrt."

Diese Aufnahmen haben in der Tat mein ganzes Leben verändert. Ich war fassungslos, dass so etwas fast direkt vor meiner Haustür passierte. Vor allem aber fragte ich mich, warum ich mir noch nie über das Thema Tierversuche Gedanken gemacht hatte. Meine ganze Welt geriet ins Wanken. Etwas, das im Schatten lag, wurde mit voller Wucht ins Licht, in mein Bewusstsein gezerrt. Das war sehr schmerzhaft.

Mein Mitleid und die Ohnmacht machten mir schwer zu schaffen und daher wollte ich unbedingt mithelfen, diese Tiere zu befreien. Also nahm ich an jeder Demo und bei jeder Aktion für die Schließung des LPT teil. Und beschäftigte mich zeitgleich immer mehr damit, in welcher Art und Weise Tiere wohl noch von Menschen gequält, misshandelt, gefoltert, ausgebeutet und getötet werden. So sah ich mir jede Doku an, die ich nur finden konnte, einem Video folgte gleich das nächste. Und immer, wenn ich dachte, es könne nichts Schlimmeres mehr kommen, wurde ich leider eines Besseren belehrt. Dennoch suchte ich damals wie besessen nach weiteren Informationen, weil ich schlicht das Gefühl hatte, ich sei es den Tieren schuldig, ihr Leid zu sehen. Schließlich hatte ich so viele Jahre schon nicht hingeschaut. Natürlich hörte ich auch sofort auf, tierische Produkte zu konsumieren. In aller Konsequenz. Angefangen bei der Ernährung über Kleidung bis hin zur Kosmetik. Innerhalb weniger Tage bin ich zur Veganerin geworden.

Schmerz, lass nach!

Doch all die Eindrücke hinterließen ihre Spuren. Diese furchtbare Gewalt, mit der ich mich tagtäglich konfrontierte, diese Nichtachtung von fühlenden Lebewesen und dazu die Gewissheit, dass ich jahrelang durch meinen Konsum daran mitgewirkt hatte, brachten mich nunmehr bald pausenlos zum Weinen. Es war ein abgrundtiefer Schmerz und eine echt harte Zeit. Ich hatte das Gefühl, direkt in die Hölle geblickt zu haben und fortan von dieser verfolgt zu werden. Ich wachte jeden Morgen mit einer Mischung aus Mitleid, Trauer, Wut, Hass, Scham und Machtlosigkeit auf ... und schlief abends damit ein. Ich musste mich regelrecht zusammenreißen, um meinen Alltag bestreiten zu können. Immer wieder verfolgten mich diese schlimmen Bilder und die Tränen fingen unaufhaltsam an zu fließen.

Ich befand mich in einem Zustand, den man Vystopie nennt. Dieser Begriff geht auf die australische Psychologin Clare Mann zurück, die gar nicht selten vegan lebende Menschen mit Panikattacken oder Angststörungen in ihrer Praxis behandelt. Clare Mann sagte mal im Interview: „Der Veganer erlebt, dass das, was ihn in Schrecken versetzt, jeden Tag präsent ist und von großen Teilen der Gesellschaft sogar glorifiziert wird: die Nutzung – und Misshandlung – von Tieren. Kein Wunder, dass man da ängstlich oder depressiv wird." Folglich stuft sie Vystopie auch nicht als Krankheit ein, vielmehr als eine ziemlich normale Reaktion auf eine unnormale Welt. Den Begriff Vystopie kannte ich damals noch nicht, aber rückblickend steckte ich ganz tief in einer drin.

Ich funke auf einer neuen Frequenz

Nun war ich also Veganerin. Aus tiefster Überzeugung und trotzdem oder gerade deswegen emotional schwer angeschlagen. Zu der Zeit glaubte ich fest, dass ich den Menschen, die mir am nächsten standen, einfach nur erzählen müsse, was mir bewusst geworden war, damit sie es mir gleichtun. Ich war mir sicher, sie würden genauso schockiert sein wie ich. Natürlich. Und gleichsam erwartete ich speziell von diesen Menschen auch irgendeine Form der Unterstützung, zumindest aber Verständnis. Die Reaktionen waren tatsächlich ganz unterschiedlich.

„Ich verstand nicht, wie man unbeirrt so weitermachen kann, wenn einem doch vor Augen geführt wird, wie viel Leid der eigene Konsum verursacht."

Mein Lebensgefährte verstand mich Gott sei Dank und wurde (erst mal) zum Vegetarier. Er konnte sich aber besser abgrenzen, versank daher selbst nicht so im Leid, doch war immer ansprechbar und mir auf diese Weise eine große Stütze. Eine ehemalige Freundin, zu der ich schon jahrelang keinen Kontakt mehr hatte, war den gleichen Weg gegangen wie ich. Auch sie hatte der LPT-Skandal aufgerüttelt und auch sie verspürte diesen großen Schmerz. So konnten wir uns austauschen, wir unterstützten uns gegenseitig und unsere Freundschaft ist wieder zum Leben erwacht.

Dann gab es noch Menschen – und das waren die meisten –, die zwar Verständnis zeigten, sich aber selbst nicht mit dem Thema beschäftigen wollten. Was mich wiederum etwas ratlos und ernüchtert zurückließ. Mir war unbegreiflich, wie man sich einfach wegducken kann, wenn einem doch vor Augen geführt wird, dass auch der eigene Konsum unendlich viel Leid verursacht. Aber wenigstens hatten sie kein Problem mit meiner neuen Lebensweise. Im Nachhinein bin ich froh, dass ich damals nicht wild um mich geschlagen und andere Leute vor den Kopf gestoßen habe. Denn inzwischen haben einige von denen, die seinerzeit noch nichts von dem Thema wissen wollten, ihre Konditionierung auch überwunden. Nicht wenige sind vegan geworden oder haben sich auf den Weg dahin gemacht.

„Wenn man sich verändert, passt es manchmal einfach nicht mehr."

Aber ja, manche konnten mit der neuen Simone irgendwann auch gar nichts mehr anfangen. Ich stieß sie geradezu ab, so, wie ich nun war. Obwohl ich anderen überhaupt keine Vorwürfe machte oder große Diskussionen anfing. Aber ich hatte mich verändert, war insgesamt tiefgründiger geworden. Ich hatte keine Lust mehr auf oberflächliche Gespräche und postete bei Facebook nun statt der beliebten Gute-Laune-Bilder Informationen über den erbärmlichen Umgang mit Tieren auf dieser Welt. Womit einige meiner Freund:innen offenbar nicht so gut umgehen konnten. Und umgekehrt wuchs auch meine innere Distanz zu ihnen. In der Zeit fühlte sich diese Entwicklung ziemlich schmerzhaft für mich an, zumal ich mit meinem neuen Bewusstsein emotional schon belastet genug war.

Heute bin ich gefestigter, aber ich denke trotzdem nicht, dass ich mit jemandem, der beharrlich die Augen zukneift und – aus welchen Gründen auch immer – von dem Thema so gar nichts wissen will, noch eine enge Freundschaft pflegen könnte. Wenn man sich verändert, passt es manchmal einfach nicht mehr. Menschen gehen, dafür kommen andere, die auf der gleichen neuen Welle schwimmen. Heute ist das alles in Ordnung für mich. Damals aber war ich todtraurig, wenn ich merkte, dass im Umgang mit Menschen, die mir vorher sehr nahe gestanden hatten, plötzlich die Gesprächsbasis fehlte.

Schau, wie schön!

Irgendwann waren ganze 5 Monate vergangen und ich fühlte mich schrecklich. Ich hatte keine Freude mehr am Leben und war fest entschlossen, das zu ändern. Für mich und auch für die Tiere. In diesem Zustand konnte ich nichts Positives bewirken – und diese Einsicht war rückblickend unglaublich wichtig. Mein erster Schritt: Schluss mit all den quälenden Filmen und Fotos, sofort! Ich wusste ja nun Bescheid und ich würde die Bilder, die ich gesehen hatte, sowieso niemals vergessen.

Als Nächstes fing ich an, meine Aufmerksamkeit auf schöne Dinge zu lenken. Zum Beispiel auf die hinreißenden Videos von *Hof Butenland*, dem *Land der Tiere* und anderen Lebenshöfen. Zudem wurde ich Patentante von Pauline, einem aus einer Mast geretteten und ganz entzückenden Schweinemädchen mit tollem Charakter. Und ich meldete mich zusammen mit meiner wiedergefundenen Freundin für den Arbeitstag im Land der Tiere an. Ich tat also schon einiges, um mich selbst aus dem Sumpf des Schmerzes zu ziehen. Im Herzen blieben dennoch Trauer und Schuldgefühle den gequälten Tieren gegenüber, deren Leid ich mir nun nicht mehr täglich ansah. Aber ich denke, dass all diese unangenehmen Gefühle ein Stück weit normal sind und zum Verarbeitungsprozess dazugehören. Wer so viel Elend in sein Bewusstsein hat rücken lassen, den begleitet zwangsläufig eine gewisse Ernüchterung und Traurigkeit. Mal mehr und mal weniger dominant. Entscheidend ist aber, dass man darin nicht stecken bleibt! So viel wusste ich, der Anfang war gemacht, allein an der Umsetzung haperte es noch etwas. Und dann kam Corona ...

Die Energie folgt der Aufmerksamkeit

Mit Beginn der Pandemie hatte ich auf einmal ganz viel Zeit, denn mein Job als Workshopleiterin für Kunstkurse lag auf Eis. Doch was zunächst beunruhigte, sollte mir auf persönlicher wie tatsächlich auch auf beruflicher Ebene ganz neue Möglichkeiten eröffnen. Diese Zeit war ein Geschenk für mich, weil ich jetzt die Chance hatte, mich im Eiltempo weiterzuentwickeln, mich mit mir selbst und meinem Innenleben zu beschäftigen. Was mir beispielsweise sehr geholfen hat, meine gedrückte Stimmungslage in eine positive Grundhaltung zu wandeln, waren Vorträge und Meditationen von Dr. Joe Dispenza. Ich meditierte nun jeden Tag und kam schließlich zu einer Erkenntnis, die mein ganzes Leben verändern sollte: Ich verstand, dass alle meine Gedanken und Gefühle – positive wie negative – nicht nur mich selbst beeinflussen, sondern immer auch eine Außenwirkung haben. Und so verstand ich vor allem, dass ich keinem Tier der Welt helfe, wenn ich als wandelnder Trauerkloß durchs Leben gehe.

Das heißt nicht, dass ich kein Mitgefühl mehr hätte und die im Schatten leidenden Seelen vergessen würde. Im Gegenteil! Aber andauernde Trauer und Verzweiflung nimmt uns unsere Kraft und unser Leuchten. Die Energie folgt der Aufmerksamkeit. Und wenn ich meine Aufmerksamkeit immer nur auf die schrecklichen Dinge richte, gewinnen diese an Energie – und das ist ganz und gar nicht das, was ich möchte. Ich fing also an, meine Gedanken zu beobachten und umzulenken. Ich öffnete mich noch mehr für all das Gute, das schon passiert. Machte mir jeden Tag bewusst, wie viele Lebenshöfe es etwa bereits gibt. Landwirt:innen, die nicht mehr Teil eines ausbeutenden Systems sein, sondern zum Aufbau einer liebe- und friedvolleren Welt beitragen wollen. Wie viele Menschen, die sich im Tierschutz engagieren oder einfach gerne tolle vegane Rezepte ausprobieren. Ich sollte und wollte meine Energie ab sofort nur noch konstruktiv und positiv einsetzen.

„Andauernde Trauer und Verzweiflung nimmt uns unsere Kraft und unser Leuchten."

Und mir wurde noch etwas klar. Nämlich, dass Menschen die Wahrheit erst erkennen können, wenn ihr Bewusstsein so weit ist. Und dass es mir nicht zusteht, darüber zu urteilen oder Forderungen zu stellen. Was ich machen kann, ist informieren, die Wahrheit verbreiten und zeigen, wie toll Tiere sind und wie wertvoll, liebens- und schützenswert jedes einzelne Lebewesen.

Hier stehe ich und will's nie mehr anders

Der Tag, an dem ich meine Augen öffnete und von dem an sich so ziemlich alles für mich ändern sollte, ist jetzt fast 2 Jahre her. Mittlerweile stehe ich fest zu meinem veganen Leben und bin stolz darauf. Wofür setzen sich Veganer:innen denn ein? Für eine liebe- und friedvolle Welt. Dafür muss man sich nicht verstecken. Darauf darf man stolz sein. Und davon sollte man unbedingt erzählen! Für die Tiere, für die Menschen, für die Erde und für die Vision einer besseren Welt, in der kein Lebewesen mehr ausgebeutet wird. Wenn ich heute über Veganismus spreche, dann ohne andere zu verurteilen. Und ich merke, dass dies ein guter Weg ist. Immer mehr Personen aus meinem Umfeld hören zu, stellen Fragen, machen sich auf den Weg oder sind schon vegan geworden. Wenn man Menschen informiert, ohne Druck auszuüben, gibt man ihnen den Raum, um die Informationen wirken zu lassen – und dann ist Entwicklung möglich.

Beruflich hat sich auch einiges getan. So habe ich neben meiner Kunst ein Fernstudium zur „Veganen Ernährungsberaterin" absolviert und außerdem ist mir eine tolle Möglichkeit begegnet, wie ich Menschen für ethischen und nachhaltigen Konsum begeistern kann. Durch meinen inneren Weg sind auch im Außen ein paar wundervolle Leute in mein Leben getreten, die ebenfalls vegan leben und meine Werte teilen. Darüber bin ich sehr glücklich und es zeigt sich mal wieder, dass das Leben die passenden Menschen und Möglichkeiten im richtigen Moment zusammenführt.

Traumhafte Perspektive

Ich werde meinen Weg auf jeden Fall weitergehen. Ganz viel Liebe und Frieden in die Welt schicken und versuchen, mit dem, was ich aussende, etwas Gutes zu bewirken. Menschen aufklären und aufwecken. Tieren eine Stimme geben. Liebevoll aktiv sein. Brücken bauen. Und die vielen positiven Entwicklungen mit meiner Energie und meiner Kraft bestärken. In Coronazeiten funktioniert das natürlich hauptsächlich über Social Media – was toll ist –, aber ich mag noch viel mehr tun. Zum Beispiel auf Lebenshöfen mitarbeiten, an Demonstrationen und Aktionen teilnehmen, vielleicht einen eigenen Podcast starten. Und klar, als Ernährungsberaterin Menschen, die sich bereits vegan ernähren oder ihre Ernährung umstellen wollen, beratend zur Seite stehen.

„Ich möchte Menschen aufklären und aufwecken. Tieren eine Stimme geben. Liebevoll aktiv sein. Brücken bauen."

Zum Schluss möchte ich gerne einen Traum mit dir teilen, den ich zu einer Zeit hatte, in der es mir sehr schlecht ging. Ich war voll drin in dem veganen Weltschmerz und wünschte mir nichts sehnlicher als ein

Zeichen der Hoffnung. Irgendetwas, das mir wieder Halt geben könnte. Und so merkwürdig es vielleicht klingen mag, in einer Nacht träumte ich von einem Besuch in der Welt der Tiere. Dort am Eingang begrüßte mich ein mächtiger Gorilla, der so groß war wie ein Hochhaus, das in den Himmel ragt. Also ein Tier, das sich die Menschen niemals untertan machen könnten. Der sanfte Riese nahm mich an die Hand und wir blickten in ein Tal, das erschien wie in wunderschönen Farben gemalt. In diesem Tal tummelten sich alle möglichen Tiere – ein Bild, das für mich einfach nur Frieden ausstrahlte. Da sagte der Gorilla zu mir: „Liebe Simone. Viele Tiere machen auf der Erde schlimme Dinge durch. Aber ihre Qual ist nur ein ganz kurzer Moment ihrer Existenz. Davor und danach sind sie in Frieden im Paradies. Vielleicht hilft dir dieser Gedanke." Und dann kamen die ganzen Tiere zu mir, schmiegten sich an mich und nahmen mich in ihre Mitte. Ein wirklich wunderschöner Traum, der mich bis heute begleitet.

Ich bin fest davon überzeugt, dass die Welt sich momentan in einem Wandel befindet, der nicht mehr aufzuhalten ist. Immer mehr Menschen überwinden ihre anerzogene Konditionierung und entscheiden sich für eine achtsame, mitfühlende und liebevolle Lebensweise. Es ist schön, ein Teil dieses Wandels zu sein.

Simone Franke

... ist in jeder Hinsicht vielseitig: vielseitig interessiert, vielseitig begabt und vielseitig ausgebildet. Hauptberuflich als Künstlerin und Workshopleiterin für Kunstkurse tätig, nutzte sie das Krisenjahr 2020 als Chance, einen weiteren beruflichen Traum wahr werden zu lassen und ein Studium zur „Veganen Ernährungsberaterin" zu beginnen. Ihren Abschluss ergänzen mehrere Fachfortbildungen und so aufgestellt geht Simone nun als ganzheitliche Ernährungsberaterin darin auf, Menschen durch eine gesunde, heilsame und achtsame Ernährung mehr in ihre eigene Kraft und Mitte zu bringen. Als grüne Networkerin vermittelt sie außerdem ein Bewusstsein für Ethik und Nachhaltigkeit in Bezug auf Konsum.

Simone versucht bei allem, was sie tut, mehr Liebe und Frieden in die Welt zu tragen und Brücken zu bauen. Sei es mit ihren Ernährungsberatungen, ihrer Kunst oder der Art und Weise, wie sie ihren veganen Lebensstil mit den Menschen teilt. So soll auch dieses Buch eine Brücke sein – das ist ihr großer Wunsch.

Mehr von und über Simone

Website: luisa-beratung.de

Instagram: ernaehrungsberatung_mm

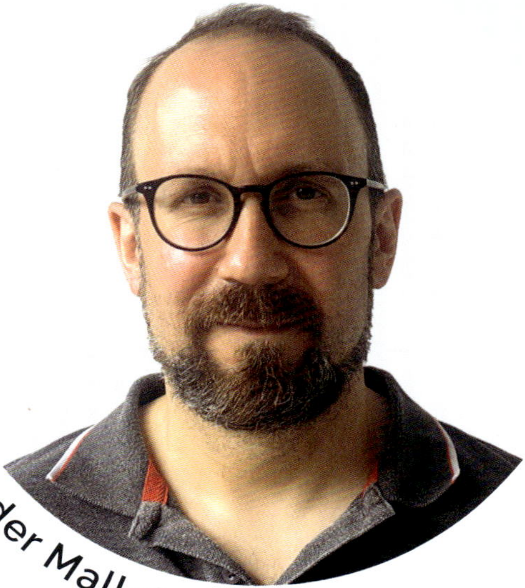
Alexander Mallok

Fünf Fragen an Alexander

Welche drei Wörter beschreiben dich am besten?
Freundlich, fleißig, wissbegierig.

Wenn du ein Tier wärst, welches wärst du und warum?
Ich wär ein Hund, weil Hunde eine extrem soziale Ader haben und sehr schnell spüren, wenn es einem anderen Wesen schlecht geht. So ist das bei mir auch.

Eine Sache, ohne die du nicht leben könntest?
Ohne Smartphone wär ich wohl aufgeschmissen.

Was ist das Schönste, das mal jemand über dich gesagt hat?
„Lieber Alex, dein Licht scheint sehr hell – danke, dass ich mit dir an meiner Seite und durch dich auch mein Licht zum Leuchten bringen kann."

Mit welcher berühmten Persönlichkeit würdest du gerne mal einen Kaffee trinken? Warum?
Andrew Taylor Still, Begründer der Osteopathie. Ich würde ihn fragen, ob er seine Aussagen wirklich alle so gemeint hat, wie sie heutzutage interpretiert werden.

Ein pflanzliches Plus Gesundheit

Menschen in ihre ganzheitliche Gesundheit zu bringen, ist meine berufliche Leidenschaft. Erstaunlich dabei, dass es um meine eigene Gesundheit lange weniger gut bestellt war. Und mit „lange" meine ich bald 25 Jahre mit heftigen Migräneattacken und noch einige mehr, in denen ich ein weiteres, sagen wir mal gewichtiges Problem mit mir herumtrug. Gleichwohl ich als Heilpraktiker und Osteopath eine Menge über die Funktionen des Körpers wusste und engagiert verschiedenste Ansätze verfolgt hatte – meine Migräne zeigte sich davon unbeeindruckt. Bis ich meine Lebensweise grundlegend und dauerhaft umstellte. Wie sich meine quälenden Kopfschmerzen und schließlich auch die Bonuskilos geschlagen geben mussten und warum jede:r von einer pflanzlich-vollwertigen Ernährung profitieren kann, möchte ich dir gerne auf den nächsten Seiten erzählen.

Gestatten, ich bin der Migräne-Alex

Gut, ganz so förmlich geht und ging es bei mir nicht zu, aber vor gar nicht allzu langer Zeit hätte ich mich kaum treffender vorstellen können. Ich litt unter einer sogenannten Wochenendmigräne, die ihrem Namen mit unschöner Regelmäßigkeit alle Ehre machte. Wenn es um Kopfschmerzen geht, sprechen ja viele schnell von Migräne, aber oft nicht zu Recht. Migräne ist wirklich eine spezielle Form des Kopfschmerzes: speziell eklig und heimtückisch. Die Verläufe sind von Patient:in zu Patient:in sehr unterschiedlich, aber immer ziemlich heftig in Bezug auf die Schmerzintensität. Bei mir klopften die fiesen Attacken zum Beispiel morgens noch recht mäßig an. Mit einem Gefühl, als hätte mir jemand einen zu schweren Helm aufgesetzt, der an den Schläfen oder am Hinterkopf drückt. War dann gleichzeitig mein Geruchssinn gesteigert, wusste ich aber schon, was kommt: Eine halbe oder manchmal auch ganze Stunde später wurde der Kopfschmerz unerträglich. Hinzu kam ein deutlicher Brechreiz, sobald ich nur ans Essen dachte. Selbst wenn ich hungrig war, ich hätte keinen Bissen herunterbekommen. Ganz schön übel. Wenn sich andere auf zwei entspannte freie Tage freuten, dachte ich nur: „Toll, wieder so ein Wochenende zum Abhaken!"

Wie Migräne überhaupt entsteht, ist übrigens noch nicht abschließend geklärt. Nur, dass es sich dabei um eine Stoffwechselstörung bestimmter Hirnzellen handelt und die Neigung zu Migräneanfällen lebenslang bestehen bleibt. Triggerfaktoren können vielfältig sein und von Stress über Schlafmangel bis hin zu bestimmten Lebensmitteln beziehungsweise deren Inhaltsstoffen reichen. Die Lebensweise spielt also eine nicht unwichtige Rolle. Als Heilpraktiker und Osteopath, der in seiner Praxis auch immer mal wieder mit Migränepatient:innen arbeitet, weiß ich jedoch, wie schwierig es ist, dem auf die Spur zu kommen, was einen Anfall individuell begünstigt. Und aus eigener Erfahrung weiß ich, wie belastend diese Situation für Betroffene und deren Umfeld ist.

Kann man machen, bringt aber nichts

Das Zusammenleben mit einem Typen mit Wochenendmigräne kann echt anstrengend sein. Ob Konzert, Essen mit Freund:innen oder Sonntagsausflug – Pläne zu schmieden, erweist sich da bald als sinnlose Tätigkeit. Reine Zeitverschwendung, wenn man's böse formulieren möchte. Davon kann meine Frau Marret ein Lied singen, denn beinahe so oft, wie wir am Wochenende etwas Schönes unternehmen wollten, lag ich dann doch wieder mit Kopfschmerzen flach. Zum Glück habe ich einen Körper, der recht schnell und gut auf Behandlung anspricht. Das gilt auch für die Migräne und so konnte ich das Schlimmste meist innerhalb weniger Stunden mit einem leichteren Schmerzmittel abwenden. Es gab aber auch Anfälle, bei denen ich einfach nur noch sterben wollte – klingt hart, aber derartige Kopfschmerzen kann und möchte man irgendwann wirklich nicht mehr aushalten. Dass nach einer solchen Attacke nicht mehr viel mit mir los war, kannst du dir sicher vorstellen ... Alle weiteren Pläne wurden dann hinfällig und ich verharrte im Regenerationsmodus, manchmal sogar noch am Folgetag.

„Ich bin mir ziemlich sicher: Ohne die vegane Ernährung würde ich noch immer die meisten Wochenenden mit Migräne im Bett verbringen."

So konnte es kaum weitergehen und doch sollten Jahre vergehen, bis ich mir die Frage beantworten konnte, die vielleicht auch du dir langsam stellst: „Was hat diese Geschichte mit dem Veganismus zu tun?" Tatsächlich erst mal nichts, aber mit der Lösung meines Problems dann doch sehr viel. Um es kurz zu machen: Ohne die vollwertig-pflanzliche Ernährung wäre ich mit ziemlicher Sicherheit noch immer gefährdet, meine Wochenenden im Bett zu verbringen, um die traditionellen Migräneanfälle auszukurieren. Davon bin ich überzeugt und inzwischen legen auch einige Interventionsstudien nahe, dass vegane Kost einen therapeutischen Effekt bei Migräne haben kann. Im Grunde haben mich diese miesen Kopfschmerzen auf den gesunden Weg gebracht, aber mit der Dankbarkeit tue ich mich in dem Fall dann doch etwas schwer. Stattdessen möchte ich lieber teilen, warum mich die vegane Lebensweise nicht nur aus ethischer, sondern auch aus gesundheitlicher Perspektive so überzeugt.

Ein vegetarischer Flirt

Die Geschichte meiner Lebensstilveränderung klingt skurril, denn offensichtlich beruht sie auf Versuch und Irrtum – und begann in etwa so: Meine Frau Marret und ich hatten uns vor circa einem Jahrzehnt mal dazu entschieden, vegetarisch zu leben. Als Proteinquellen gab es weiter Milchprodukte und Eier, doch weder Fisch noch Fleisch. Der Hauptanteil unserer Ernährung bestand aber schon damals aus pflanzlichen Produkten. Und interessanterweise fiel mir erst nach geraumer Zeit auf, dass ich in dieser Phase kaum Migräneanfälle hatte. Ich brauchte wirklich Monate, um zu realisieren, wie viel besser ich mich fühlte, doch meine Kopfschmerzintervalle wurden deutlich länger. Will heißen, zwischen den Anfällen lagen nun mehr Tage. Oder noch einfacher ausgedrückt: Ich hatte insgesamt weniger Attacken pro Jahr.

„Ohne Fleisch fehlen dem Körper Eisen und Proteine. Völliger Humbug, aber das glaubte ich damals wirklich."

Umso erstaunlicher, dass wir die vegetarische Ernährung nach etwa 5 Jahren wieder aufgaben. Und dafür war in erster Linie ich verantwortlich. Irgendwie hatte ich das Gefühl, mir würde etwas fehlen. Hatte ich vielleicht einen Nährstoffmangel? Wohl kaum, denn inzwischen ist mir sehr klar, dass es ein Rückschritt war, wieder Fleisch auf den Tisch zu bringen. Hat die Sache nicht besser gemacht, doch weil sich meine Kopfschmerzen nicht direkt zurückmeldeten, wurde mir das erst viel später bewusst. Im Gegenteil, zunächst fühlte ich mich mit Steak und Co. sogar recht gut und in meiner These bestätigt, dass es vermutlich einen Mangel an Häm-Eisen oder Proteinen gegeben haben musste. Heute weiß ich, dass das völliger Humbug war, und ich kenne auch den Grund für meinen einstigen Gesinnungswechsel: Pure Langeweile war's.

Wer auf Mischkost setzt, ist kulinarisch klar im Vorteil – oder?

Ich gehöre zu den glücklichen Männern, deren Frau einfach gut kocht. Aber nach 5 Jahren hatten sich vielleicht etwas zu viele Standardgerichte im vegetarischen Repertoire etabliert. Um an dieser Stelle vorzugreifen: Die vegane Ernährung hat mit dieser Langeweile völlig aufgeräumt. Wenn deine Annahme also ist, ich würde heute auf irgendetwas Köstliches verzichten, dann täuscht das. Aber dazu später mehr.

Mit der Rückkehr zum Fleischkonsum war ich nach einiger Zeit also wieder da, wo ich nicht mehr hin wollte: Am Wochenende zog ich mir die Bettdecke über den Kopf, um das Licht und die Geräusche der Außenwelt abzuhalten, während in meinem Kopf ein Vorschlaghammer das Gehirn zertrümmerte. Und das alles nur für ein paar Schnitzel und Burger. Ich möchte nicht falsch verstanden werden: Mir liegt es fern, jemanden zu kritisieren oder gar zu beleidigen, der nach wie vor Mischkost konsumiert. Natürlich führt das nicht unweigerlich und sofort zur gesundheitlichen Katastrophe und natürlich mögen viele Menschen Fleisch, Eier und Milchprodukte. Ich kann das nachvollziehen, weil ich selbst über 35 Jahre meines Lebens genau diese Lebensmittel mit Genuss verzehrt habe. Aber ich möchte immerhin zu bedenken geben, dass ich mich damals gar nicht mit potenziellen Alternativen auseinandergesetzt hatte. Warum auch: Waren Fleisch und Milchprodukte nicht genau die Lebensmittel, die wirklich jede:r um mich herum aß? War die Ausbeutung von Tieren nicht ein gesellschaftlich völlig akzeptiertes Mittel zur Befriedigung kulinarischer Gelüste?

Gelernt ist gelernt

In meiner therapeutischen Praxis hat sich immer wieder bestätigt, dass die Ernährungsweise eines Menschen sehr stark auf Prägung beziehungsweise Konditionierung beruht. Wir lernen zu schätzen, was uns unsere Eltern oder Großeltern vorleben. Das ist zweifellos ein Grund, warum viele Patient:innen ihren übertriebenen Fleisch-, Milch-, Weißmehl- oder Zuckerkonsum niemals hinterfragen. Gelernt ist gelernt. In unserem Dreigenerationenhaushalt kochte zum Beispiel nicht meine Mutter, sondern meine Großmutter. Und meine Oma, Gott hab sie selig, kochte eben, wie ein Mensch Jahrgang 1914 so kocht: Es gab Sonntagsbraten, Pfannkuchen, Eintopf mit Würstchen oder die von uns Kindern hochgeschätzten Nudeln mit Hackfleischsoße. Und zum Nachtisch Milcheis aus dem Supermarkt. Auf das Brötchen am Morgen gehörte die bekannte Nuss-Nougat-Creme italienischer Herkunft und das Brot am Abend durfte sich über eine dicke Schicht Butter mit Salamiauflage freuen. Um Missverständnissen vorzubeugen: Ich liebte meine Oma und meine Eltern dafür! Es wird dich nach diesen Ausführungen allerdings auch nicht verwundern, dass mein Vater mich liebevoll Dicker nannte – auch wenn sich „dick" natürlich auf „dicker Freund" bezog, wie er gerne betonte. Dabei war ich nicht nur als Kind einfach durchweg übergewichtig. Punkt.

„Ich war sicher bald Mitte 20, da hielt ich Spaghetti mit selbst angerührter Tütensoße noch immer für große Kochkunst."

Hat mich der familiäre Umgang mit Lebensmitteln geprägt? Natürlich. Als Teenager und sogar noch als junger Erwachsener hielt ich Spaghetti mit selbst angerührter Soße aus der Tüte für große Kochkunst. Mit anderen Worten: Ich kannte keine Alternative und ich habe mich auch lange nicht mit den Konsequenzen meiner Ernährung auseinandergesetzt. Schon als Kind war ich, du weißt schon, zu dick. Um ehrlich zu sein, war ich sogar bis ins 40. Lebensjahr wirklich übergewichtig. Überflüssig zu erwähnen, dass meine Ernährungsumstellung auch in dieser Hinsicht eine extrem positive Veränderung mit sich bringen sollte. Wobei man fairerweise sagen muss, dass vegan nicht automatisch gesund und kalorienarm bedeutet – funktioniert auch hervorragend mit ungesundem Fertigfutter. Mit frischer, ausgewogener Pflanzenkost und dem richtigen Maß an Bewegung haben Extrapfunde allerdings kaum eine Chance. Und so konnte auch ich mit 43 Jahren endlich Normalgewicht auf die Waage bringen – das erste Mal in meinem Leben!

1.000 gute Gründe

Aber zurück zu meiner Migräne. Meine erste Kopfschmerzattacke erlebte ich mit etwa 19 Jahren, vielleicht auch etwas später, irgendwann als „alter" Teenager, meine ich. Von da an nahm das Unheil seinen Lauf. Je länger ich dem Konglomerat aus Fehlernährung, Sportarmut und einem Übermaß an Stress durch Schule, Ausbildung, Studium und später Beruf ausgesetzt war, desto häufiger und massiver wurden die Anfälle. Dazu kamen weitere gesundheitliche Einschränkungen, die ich rückblickend als ernsthafte Warnsignale einstufe. Zum Beispiel litt ich als Twen nicht nur einmal an Brustschmerzen. Und als ich mit Anfang 30 im Hausflur einen Blackout hatte und einfach das Bewusstsein verlor, musste sich nicht nur meine Frau Sorgen um mich machen.

Das war auch der Zeitpunkt, zu dem wir unsere vegetarische Phase starteten. Mein Schwiegervater lebte schon lange fleischlos und dadurch motiviert wünschte sich meine Frau, dass auch wir umstellen. Gute Idee. Ich stimmte zu, denn selbstverständlich wollte auch ich etwas für unsere Umwelt, gegen die Klimakatastrophe und für den Schutz der Tiere in Massentierhaltungsbetrieben und anderswo tun. Das waren damals zugegebenermaßen die aus meiner Sicht wichtigsten Argumente, also eher ethische als gesundheitliche. Und du wirst für genau diese ethischen Aspekte viel Munition aus den anderen Geschichten in diesem Buch herauslesen, denn ich glaube, jeder moderne Mensch weiß um diese Probleme und muss sich früher oder später moralisch entscheiden. Ehrlich gesagt entscheidest du aus meiner Sicht jeden Tag und mit jeder Mahlzeit auf deinem Teller, wie es mit unserer Welt und unserer Gesellschaft weitergehen soll. Aber darum soll es mir in meiner Geschichte eben nicht gehen.

Die Angst vor Veränderung

Mit dieser Entscheidung für eine vegetarische Ernährung standen für mich dennoch ein paar große Fragezeichen im Raum. Ich war schlicht nicht sicher, ob der Verzicht gesundheitlich vorteilhaft sein würde. Zudem befürchtete ich, vor kulinarischer Langeweile zu sterben. Alles leicht nachvollziehbare Ängste, denn ich hatte mich ja mein ganzes Leben vornehmlich von Dingen ernährt, die aus tierischen Inhaltsstoffen bestanden. Gerichte, die nach dem klassischen Schema vieler Mischköstler:innen zusammengestellt waren. Die großen Fragen lauteten da: „Welches Fleisch? Welche Beilage? Salat – ja oder nein?" Dazu gab's zu Beginn oft eine fertige, später dann selbst gemachte Soße. Natürlich gerne mal mit Sahne oder Crème fraîche zubereitet.

„Ich spielte gewichtstechnisch in der Oberliga, doch hatte dieses solide Übergewicht nie ernsthaft hinterfragt."

Zu meiner Überraschung kamen wir aber doch sehr gut fleischlos zurecht. Mit der Zeit wurde unser vegetarisches Repertoire immer größer und meine Frau Marret hatte sich etliche neue Küchen-Skills angeeignet. Alles schön, auch wenn viele unserer Mahlzeiten nicht auf Käse, Eier oder Milch hätten verzichten können. Dennoch ging es mir nach einigen Monaten zumindest in Bezug auf meine Kopfschmerzen deutlich besser. Allerdings plagten mich noch immer andere körperliche Symptome und ich spielte gewichtstechnisch nach wie vor in der Oberliga. Dabei hatte ich dieses unsägliche Übergewicht bis dato nie ernsthaft hinterfragt, sondern beruhigte mich stets mit Argumenten wie „Ist doch noch nicht so schlimm, gibt ganz andere Typen da draußen!". Aber doch, es war schlimm. Wenn ich heute alte Fotos von mir betrachte, bin ich echt erschrocken und erkenne mich manchmal gar nicht wieder. Ich war wirklich fett, da gibt's nichts zu beschönigen.

Wenn falsche Ernährung zum Risiko wird

Bemerkenswert an dieser Stelle, dass Übergewicht – besonders assoziiert mit dem in der Bauchhöhle eingelagerten viszeralen Fett – und andere messbare Faktoren des sogenannten metabolischen Syndroms im Grunde genommen unsere Killer Nummer 1 sind. Das metabolische Syndrom bezeichnet nichts anderes als einen entgleisten Stoffwechsel, der vereinfacht gesagt vor allem auf dem Konsum zu vieler und vor allem falscher Lebensmittel beruht, begünstigt durch mangelnde körperliche Aktivität. Infolge einer dauerhaften Erhöhung der Blutfette und der Ausbildung einer Insulinresistenz können die Blutgefäße nachhaltig Schaden nehmen. Dies wiederum führt in einer Abwärtsspirale aus Blutdruckerhöhung zu einer weiteren Schädigung der Blutgefäße und dadurch weiteren Erhöhung des Blutdrucks. Dass dieser Zustand Durchblutungsstörungen der Beine, Impotenz, Verengungen der Herzkranzgefäße und möglicherweise Alzheimer-Demenz befördern kann, ist eigentlich schon schlimm genug, doch am Ende stehen häufig sogar Herz- oder Hirninfarkte, wenn ein Gefäß komplett verschließt.

„Ein zu dicker Bauch, ein zu hoher Blutdruck, ein gestörter Zucker- und Fettstoffwechsel – das metabolische Syndrom wird nicht umsonst auch tödliches Quartett genannt, denn jeder dieser Faktoren steigert das Risiko für arterielle Gefäßerkrankungen."

Übergewicht und Bewegungsmangel stellen darüber hinaus auch ein Risiko für die Entstehung von Krebs dar. Neben der individuellen Veranlagung, einigen Umweltfaktoren und immer noch vielen Unbekannten spielt der Lebensstil folglich eine keineswegs unwichtige Rolle. Womit wir nach Tabak- und Alkoholkonsum auch wieder bei der Ernährung wären – und hier scheinen vegan lebende Menschen schon einiges richtig zu machen, denn: Obst, Gemüse, Vollkornprodukte und Hülsenfrüchte wirken sich in diesem Zusammenhang präventiv-positiv aus. Bei Milch ist es divergent: Sie könnte vor Dickdarmkrebs schützen, ihn nach anderen Forschungsergebnissen aber womöglich auch fördern; Prostatakrebs wiederum wird von einem hohen Milchverzehr begünstigt und auch in Bezug auf Brustkrebs diskutiert man Kuhmilch immer wieder und aktuell als Risikofaktor. Im Hinblick auf Wurstwaren sowie rotes Fleisch herrscht relative Einigkeit, dass es sich um Risikofaktoren handelt. „Wahrscheinlich krebserregend", sagt inzwischen auch die Weltgesundheitsorganisation WHO *(World Health Organization)* zum Thema rotes Fleisch. Nach neueren Erkenntnissen soll das darin reichlich enthaltene und damals von mir noch schmerzlich vermisste Häm-Eisen ein echtes Problem darstellen. Es kann menschliche Zellen verändern, womöglich die Zellteilung ankurbeln und so Krebs fördern, speziell Darmkrebs.

Pflanzenkost fürs Herz

Geht es um Gefäßerkrankungen – die immer noch ganz oben auf dem unrühmlichen Treppchen der Zivilisationserkrankungen stehen –, möchte ich in jedem Fall auf Dr. Michael Gregers Buch „How Not To Die" verweisen. Den meisten Veganer:innen wird dieser Bestseller nicht entgangen sein, doch solltest du jetzt zum ersten Mal davon hören, will ich dir schnell erklären, um wen es sich bei dem Autor handelt: Dr. Greger ist ein amerikanischer Arzt und Ernährungswissenschaftler, dem es gelang, selbst schwerste Herzerkrankungen ebenso unorthodox wie erfolgreich zu therapieren. Unter anderem Herzinsuffizienzen von Grad III und IV auf der Skala der *New York Heart Association* – und hier sprechen wir von Patient:innen, die normalerweise keine Treppe mehr hochkommen oder Hilfe beim Aufstehen aus dem Bett brauchen, so schwach ist ihr Herz. Doch was hat Dr. Greger mit diesen Menschen gemacht? Welches Zaubermittel wandte er an, das noch immer so selten genutzt wird, obwohl es eigentlich allen zur Verfügung steht? Ich will es dir verraten: Der Mediziner hat seinen Patient:innen eine Ernährungsumstellung verordnet. Eine konventionelle Therapie mit nur einem, aber wie sich zeigen sollte ganz entscheidenden Unterschied – es gab ausschließlich vollwertig-pflanzliche Kost.

Das Bemerkenswerte ist aber nicht allein, wie Gregers Herzpatient:innen von ihrem neuen Speiseplan profitierten – es sind auch die präventiven Effekte veganer Ernährung, die sich daraus ableiten lassen. Und diese Benefits untermauern inzwischen etliche Studien, die pflanzliche Kost mit günstigeren Blutfettwerten, gesünderen Gefäßen, besserer Herzgesundheit und einem insgesamt geringeren Risiko für Herz-Kreislauf-Erkrankungen in Verbindung bringen. Solltest du also kein Herzleiden haben – wunderbar, doch noch lange kein Grund, es nicht einmal vegan zu versuchen! Denn, recht pauschal gesagt, kann oder wird dies sehr wahrscheinlich dein Leben verlängern und deine Lebensqualität im Alter verbessern. Keine schlechten Aussichten, oder?

Veganer Weltschmerz mal ganz anders

Meine Variante des veganen Weltschmerzes ist: Dass Menschen hinsichtlich des gesundheitlichen Potenzials ihrer Lebensmittel in die Irre geführt werden. Wider besseres Wissen – etwa mit Aussagen wie „Milch stärkt die Knochen“ oder „Du brauchst ein Steak, um ordentlich Muskeln aufzubauen!“. Nein, nicht die Milch an sich macht's, das in ihr enthaltene Kalzium ist wichtig. Und seit wann mangelt es rein pflanzlich lebenden Wesen wie Gorillas oder Stieren an Kraft und Masse? Die Annahme, es sei grundsätzlich förderlich, ja sogar notwendig, tierische Produkte zu konsumieren, führt nicht nur zu Umweltzerstörung und unendlichem Tierleid. Nein, dieser Irrglaube gefährdet auch die allgemeine Gesundheit, denn so motiviert essen viel zu viele viel zu viel von dem, was ihnen eben nicht guttut.

„Nach eigenem Bekunden essen die meisten ohnehin nur extrem wenig Fleisch. Aber wir neigen leider dazu, den eigenen Konsum zu unterschätzen.“

Und dabei weiß ein nicht unbeträchtlicher Teil der Menschen um die zahlreichen Nachteile, doch packt sich trotzdem vorbehaltlos alles auf die Teller, was ihnen selbst, der Umwelt und den Tieren Schaden zufügt. Natürlich stimmt Paracelsus' berühmte Aussage „Alle Dinge sind Gift, und nichts ist ohne Gift; allein die Dosis machts, daß ein Ding kein Gift sei“ immer noch. Dem möchte ich jedoch hinzufügen, dass wir oft dazu neigen, den eigenen Konsum potenziell problematischer Dinge zu unterschätzen. Beispiel Fleisch: Hier konnte eine erst kürzlich im *European Heart Journal* publizierte Studie zeigen, dass schon der Verzehr von mehr als 50 Gramm rotem und verarbeitetem Fleisch pro Tag einen Risikofaktor für Hirninfarkte darstellen kann.

Daneben war schon länger bekannt, dass eine ebenso große – oder kleine, wie man es sehen möchte – Menge an Wurst und Co. einen Diabetes mellitus Typ 2 befördert. Laut einer Metaanalyse sind 170 Gramm rotes oder 105 Gramm verarbeitetes Fleisch, aber auch drei Gläser zuckerhaltige Limo oder ein mittelgroßes Ei täglich sogar mit einem um das Dreifache gesteigerten Erkrankungsrisiko assoziiert. Die stärkste Risikosenkung brachte hier übrigens der Verzehr von Vollkorngetreide mit sich.

Fertigfutter macht fett und fertig

Nun könnte man meinen und hoffen, die Folgen der Fehlernährung und des großen Fleischhungers zeigten sich nur bei einigen wenigen – leider nein. In Deutschland sind inzwischen mehr als die Hälfte aller Erwachsenen übergewichtig, ein Viertel gilt mit einem Body-Mass-Index von über 30 sogar als adipös. Und, Schreck lass nach, die Dicken werden immer jünger! Auch Jugendliche und Kinder sind von Fettleibigkeit und deren gesundheitlichen Auswirkungen betroffen. Damit einher gehen nicht nur schmerzhafte Gelenkerkrankungen, sondern ebenso erhöhte Risiken für Diabetes, Arteriosklerose oder Krebs. Von der psychischen Belastung, die Übergewicht oftmals mit sich bringt, einmal abgesehen.

Der teils maß- und gedankenlose Fleischkonsum ist zweifellos ein Faktor, aber leider landet heute nicht selten ein wahres Best-of ungesunder Lebensmittel im Einkaufswagen. Da haben wir Convenience-Food mit ungeahnten Mengen an Zucker und Salz, Weißmehlprodukte, die nahezu frei von wertvollen Ballaststoffen, Vitaminen und Mineralstoffen sind, dafür aber fix den Blutzuckerspiegel in die Höhe treiben, viele Fette mit denkbar ungünstigem Fettsäureprofil und schädliche Transfette. Beim geliebten Fast Food kommt dann gleich alles zusammen in die bunte Papiertüte: der Burger mit Rindfleisch-Patty und zuckerhaltigen Soßen zwischen einem labbrigen Weißmehlbrötchen, dazu eine schöne Portion fettige Pommes mit reichlich Salz. Nebenbei freut sich die Industrie über den Einsatz billiger Isoglukose – das ist ein aus Mais oder Weizenstärke hergestellter Zuckersirup mit einem in der Regel höheren Fruktoseanteil und mehr Süßkraft als üblicher Haushaltszucker. Kleines Problem dabei: Speziell Fruktose hat das Potenzial, eine Fettleber zu fördern sowie die Blutfette ungünstig zu beeinflussen.

Besser essen rettet Leben

Auch wenn der Fleischkonsum nicht allein für diese unerfreuliche Entwicklung verantwortlich ist, bleibt er ohnehin in vielerlei Hinsicht problematisch. Dass der Verzicht auf totes Tier viele Leben rettet, ist dabei sicher kein Geheimnis, dass der Verzicht auf ungesunde Nahrungsmittel gleichsam das eigene Leben retten kann, aber offenbar schon. Was vermutlich auch daran liegt, dass niemand sofort verstirbt, nur weil er mal das Falsche isst – okay, von einer deftigen Knollenblätterpilzpfanne mal abgesehen. Aber, so eine vor noch gar nicht langer Zeit erst im Fachmagazin *The Lancet* erschienene Analyse: Etwa 11 Millionen Tote jährlich und damit jeder fünfte Todesfall weltweit ist auf schlechte Ernährungsgewohnheiten zurückzuführen.

„Weltweit könnten rund 11 Millionen vorzeitige Todesfälle jährlich durch eine gesündere Ernährung verhindert werden."

Doch was ist schlecht, was besser? Gar nicht so einfach zu beantworten, wie man vielleicht glaubt, doch auf Obst, Gemüse, Vollkorn, Hülsenfrüchte und gute Fette, weniger Tierisches sowie noch weniger Salz, Zucker und Verarbeitetes zu setzen, sicher eine gute Idee. Damit zu behaupten, Mischkost berge generell ein tödliches Risiko und vegane Ernährung sei die einzige Möglichkeit, dem Elend zu entkommen, wäre allerdings Quatsch. Nicht jedes einzelne Stück Fleisch schädigt gleich die Gefäße und fettem Fisch oder Sauermilchprodukten zum Beispiel werden durchaus positive Effekte auf die Gesundheit zugeschrieben. Der Punkt ist aber: Es geht auch wunderbar ohne Tier, wie Dr. Markus Keller, Professor für vegane Ernährung, in einem Interview mit Blick auf Studien zu Erkrankungsrisiken unterstrich: Verglichen mit Allesesser:innen weisen Veganer:innen ein bis zu 50 Prozent geringeres Risiko für Bluthochdruck und Typ-2-Diabetes auf, sie haben im Schnitt weniger Übergewicht sowie ein leicht vermindertes Krebsrisiko und entwickeln seltener eine koronare Herzerkrankung. Das kann man gut so stehen lassen, denke ich.

Zumal es doch ein Leichtes und Leckeres ist, sich vegan zu ernähren. Meist gestaltet sich der neue Speiseplan der Umsteiger:innen auch gleich bunter und frischer, sie essen vitamin- und mineralstoffreicher wie kalorienärmer und punkten mit sekundären Pflanzenstoffen. Das liegt in der Natur der Sache, wenn du pflanzliche Nahrung konsumierst. Außerdem – und das ist ein Ultra-Bonus – steigt die Zufuhr an Ballaststoffen, die reichlich in Getreide, Hülsenfrüchten, Obst und Gemüse stecken. Ballaststoffreiche Kost ist ein wichtiger Baustein bei der Prävention von Darmkrebs, sie wirkt Bluthochdruck entgegen, hilft bei Verdauungsbeschwerden, stärkt die Darmflora und damit auch unser Immunsystem. Unsere Darmflora soll wiederum selbst die Psyche beeinflussen. So sehen führende Wissenschaftler:innen heute einen Zusammenhang zwischen Entgleisungen des Mikrobioms und auftretenden Depressionen. Sehr praktisch, dass du dir bei vollwertig-pflanzlicher Ernährungsweise um Ballaststoffmangel wirklich keine Sorgen mehr machen musst.

Immer einen Versuch wert

Fiese Kopfschmerzen scheinen erst mal recht banal, aber sie loszuwerden, hat zumindest mein kleines Leben auch nachhaltig und wesentlich verbessert. Meiner Ansicht nach litt ich damals einfach an einer ernährungsbedingten chronischen Entzündung, bedingt durch eine hübsche Summe von Diätfehlern, wie ich sie mal liebevoll nennen möchte. Unterschwellige entzündliche Prozesse – „silent inflammation" – werden schon eine ganze Weile im Zusammenhang mit verschiedenen chronischen Erkrankungen diskutiert, etwa bei Rheuma, Neurodermitis oder Depressionen. Und könnten nicht nur von einem ungesunden Plus an Häm-Eisen aus dem vielen roten Muskelfleisch begünstigt sein, sondern auch von der Arachidonsäure, einer Omega-6-Fettsäure, die als potenzieller Entzündungsfaktor gilt und in jedem tierischen Lebensmittel steckt.

Tierprodukte einfach einmal wegzulassen, ist aus meiner Erfahrung immer einen Versuch wert, wenn chronische Beschwerden therapeutisch schwer zu greifen sind. Und hat für mich die Lösung eines schier unlösbaren Problems gebracht. Halt, sogar zweier Probleme in der Folge, denn wir erinnern uns: Ich war nicht nur migränegeplagt, sondern auch etwas viel zu schwer. Dass vegane Ernährung nicht automatisch schlank macht, erwähnte ich ja bereits – schade eigentlich –, aber mit pflanzenbasierter vollwertiger Kost wird's deutlich leichter als mit Hot Dogs oder Käsespätzle. Im wahrsten Sinne.

Wenn die Politik versagt, ist Eigenverantwortung gefragt

Wenn vieles in den Regalen unserer Supermärkte aber doch mit Vorsicht zu genießen ist, was machen eigentlich die Verantwortlichen? Die zuständigen Politiker:innen und vor allem die Hersteller:innen?

Bedauerlicherweise nicht gerade viel. Zwar gibt es inzwischen einen Nutri-Score, aber Lebensmittel damit zu versehen, ist – wie so oft – nicht verpflichtend für die Produzent:innen. In der Konsequenz verzichten natürlich gerne all die darauf, die sonst ein unvorteilhaftes D oder E auf dem Produkt ausweisen müssten. Zudem ist eine solche Kennzeichnung ohnedies nicht immer aufschlussreich, denn mit ihr kann beispielsweise ein an sich gesundes natives Olivenöl allein aufgrund seines hohen Fettgehalts eine schlechte Einstufung erhalten. Und damit augenscheinlich ebenso dumm dastehen wie ein wirklich ungesundes Fertigprodukt. Auch lässt sich aus einem guten Score nicht ableiten, dass alle Inhaltsstoffe für gut befunden wurden, es handelt sich immer um eine Gesamtbewertung.

„Die Beschäftigung mit Ernährungsfragen ist nicht nur spannend, sondern immer auch eine lohnende Investition in die eigene Gesundheit."

Daneben gilt für Fleisch, Wurst und Milch immer noch ein ermäßigter Steuersatz, während bei Hafermilch und Co. die vollen 19 Prozent fällig werden. Stopp, HaferMILCH darf die übrigens auch nicht mehr heißen! Es drohe Verwechslungsgefahr mit Kuhmilch, führte die Milch-Lobby hier zur Begründung an und setzte sich damit bei der EU durch. Wie aufmerksam, danke. Vielleicht schauen sie ja demnächst auch noch bei der Werbung etwas genauer hin – etwa wenn saftiges Gras und entspannt weidende Kühe vermeintlich gute Haltungsbedingungen und gesunde Natürlichkeit des Angebotenen suggerieren.

Daher mein leidenschaftlicher Appell: Selbst wenn du bislang nicht viel für Ernährungslehre übrig hattest, es lohnt sich, etwas Zeit in dieses Thema zu investieren. Die Verantwortung wird dir leider niemand abnehmen, aber eine gesunde Lebensweise zahlt sich schließlich doppelt und dreifach aus. Ich kann für mich sagen, dass es mir zu keinem Zeitpunkt besser ging als jetzt mit der veganen Ernährung. Wobei das eine multidimensionale Aussage ist, denn neben dem ich auf Migräneattacken und Extrapfunde verzichten durfte, hat sich auch mein kulinarischer Horizont erweitert, ich konnte meine körperliche Leistungsfähigkeit steigern und meine Regeneration verbessern.

Mit guter Energie und gutem Gewissen

Heute bin ich nicht nur schlanker denn je, ich bin auch fitter. Bevor ich mit der Pflanzenkost begann, brauchte meine Muskulatur ewig, um sich nach einer Belastung zu erholen. Gab ich ihr diese Zeit nicht, verletzte ich mich und musste noch länger pausieren. Echte Trainingsfortschritte waren so einfach nicht machbar. Heute ist das nicht mehr so. Im Grunde genommen könnte ich jeden Tag ins Fitnessstudio gehen, auch wenn ich dies aus anderen Gründen vermeide und mir ein bestimmtes Trainingsintervall verordnet habe. Seitdem ich vegan esse, geht meine Leistungskurve eigentlich nur mehr nach oben. Und von anderen Pflanzenköstler:innen höre ich genau das immer wieder: Sie haben mehr Kraft, Ausdauer und Energie. Übrigens auch im Bett, wie manche berichten und damit bestätigen, was bereits eine repräsentative Umfrage belegt hat: Veganer:innen haben den besseren Sex.

Gut, wir verlassen das Schlafzimmer bitte gedanklich wieder, denn nicht nur mit dem Blick eines ganzheitlichen Therapeuten finde ich einen weiteren Aspekt mindestens ebenso wichtig wie die rein körperliche Leistungsfähigkeit: unsere Psyche. Sich ernsthaft mit dem eigenen Konsum auseinanderzusetzen, hinterlässt Fragen und Spuren. Wer Fleisch isst, nimmt immer auch das Tierleid in Kauf, klar. Was, je nach Glaubenssystem, auch karmisch-spirituell ein Problem darstellt – das Blut klebt ja ganz augenscheinlich noch am Steak dran. Und wenn du nach einem dicken Cordon bleu mit Kroketten mal in dich hineinhörst: Geht's dir wirklich gut damit? Mir damals offen gestanden irgendwann nicht mehr, und das lag nicht allein am meist viel zu vollen Bauch.

„Sich ernsthaft mit dem eigenen Konsum auseinanderzusetzen, hinterlässt Spuren. Und schlussendlich sollte man guten Gewissens die volle Verantwortung dafür übernehmen können."

Heute ist das anders, denn heute weiß ich um die Zustände in der modernen Landwirtschaft, esse bewusst rein pflanzlich und muss kein schlechtes Gewissen mehr haben, wenn ich eine Mahlzeit zu mir nehme. Weil eben kein Tier für mich geknechtet wurde oder gar auf jämmerliche Art und Weise sein Leben lassen musste. Weil für das Essen meines Essens eben keine riesigen Regenwaldflächen gerodet wurden, um dort Futterpflanzen anbauen oder sie als Weiden nutzen zu können. Ob in Sachen Klimaschutz, Tierethik oder Gesundheit: Für all das, was ich mir heute auf mein veganes Tellerchen packe, kann ich guten Gewissens die volle Verantwortung übernehmen.

Ich werde vegan! Aber wie denn?

Inzwischen bin ich seit 2 Jahren komplett vegan unterwegs und wie du bis hierher schon lesen konntest, damit nicht im Mindesten unglücklich oder gar unzufrieden. Jetzt wird dich vielleicht die Frage beschäftigen, wie schwer die Umstellung rückblickend war. Nun, ich würde sagen, es wird dir grundsätzlich immer leichter gemacht. Etliche Menschen sind heute auf diesem Weg, denn sie haben – wie alle Autor:innen dieses Buches neben mir – vergleichbare Erkenntnisse gewonnen. Und sich bewusst für eine rein pflanzliche Lebensweise entschieden. Da die Anzahl der Veganer:innen also beständig wächst, hat sich auch die Wirtschaft auf diesen Markt eingestellt. Es ist also überhaupt nicht mehr seltsam oder ungewöhnlich, vegan zu leben. Im Gegenteil.

In den beiden größten Städten Deutschlands, den einzigen Städten, in denen ich längere Zeit sesshaft war, ist der Veganismus in der Mitte der Gesellschaft angekommen. Du findest vegane Restaurants, Cafés und Bistros. Es gibt ganze vegane Abteilungen in den Supermärkten – vom Shampoo bis zum Käseersatz ist für alles gesorgt. Und natürlich für all die Lebensmittel, die ohnehin schon immer vegan waren und bleiben werden: Obst, Gemüse, Kräuter, Hülsenfrüchte, Vollkornprodukte ... Du musst also nicht mehr im kleinen Biomarkt hinten links in der Ecke auf die Pirsch gehen – aber du kannst, kleine Biomärkte sind schließlich toll und absolut unterstützenswert. Vegane Basics wie Pflanzendrinks, Tofu oder Sojajoghurt führen aber inzwischen sogar Discounter.

Der Wind wird sich drehen

Ich möchte dich dafür sensibilisieren, dass hier vermutlich eine der größten Revolutionen aller Zeiten stattfindet. Und du kannst dich leichter denn je entscheiden, daran teilzuhaben. Mit dem Wissen von heute und meinem Bauchgefühl für die aktuellen Entwicklungen kann ich mir gut vorstellen, dass es den unverbesserlichen Fleischfans irgendwann einmal so ergeht wie den Raucher:innen: Man steht dann etwas verschämt mit einer immer kleiner werdenden Schar von Gleichgesinnten im heimischen Garten um den Grill herum und brutzelt etappenweise – auf einmal passt das ja nie alles drauf – seine Steaks, Koteletts und Würstchen. Während die vielleicht schon veganen Nachbar:innen verständnislos von der Gartenarbeit aufschauen und sich wundern, warum die Mitmenschen mal wieder genüsslich ihre eigene Gesundheit ramponieren. Und die ihrer Kinder eventuell gleich mit, zumindest als schlechte Vorbilder. Auch darüber wird man sich Gedanken machen – oder sollten Erwachsene mit ihren Kindern über die rote Ampel gehen, nur weil gerade kein Auto in Sicht ist? Eben.

Auf unser Wohl!

Was ich zum Schluss vielleicht noch loswerden möchte, weil sich viele doch immer wieder dahingehend Sorgen machen: Nein, pflanzliche Vollwertkost ist keine „gefährliche Mangelernährung mit Ansage", wie gerne mal behauptet wird. Aber ja, du solltest einige Nährstoffe im Auge behalten, speziell:

- **Kalzium** steckt vor allem in Kohl, Samen und Nüssen, aber bitte bei pflanzlichen Drinks und Joghurts auch immer zu angereicherten Produkten greifen, ebenso zu Mineralwasser mit hohem Kalziumgehalt.
- **Selen** – Superspender sind Paranüsse.
- **Vitamin D** solltest du gerade in den Wintermonaten supplementieren, was im Übrigen nicht nur für Veganer:innen gilt! Der entscheidende Faktor für die Vitamin-D-Produktion ist die Sonne und die scheint ja für alle ... oder eben nicht.
- **Omega-3-Fettsäuren** finden sich in Walnuss-, Lein- wie Algenöl und nur darum übrigens auch so reichlich in Fisch: Fische futtern Algen.
- **Eisen** ist etwa in Sesam, Hirse, Hafer, Linsen, Bohnen, Tofu, Trockenfrüchten oder Kräutern enthalten; Vitamin-C-Haltiges dazu verspeist verbessert die Aufnahme deutlich.
- **Vitamin B2** kommt vor allem in Vollkorngetreide, Mandeln, Hülsenfrüchten und Pilzen vor.
- **Zink** wird in Verbindung mit Tee oder Kaffee schlechter aufgenommen, Zitronensäure fördert die Bioverfügbarkeit. Gute Quellen sind zum Beispiel Kürbiskerne, Pseudogetreide, Sesam oder Weizenkleie.
- **Vitamin B12** musst du deinem Körper tatsächlich als Nahrungsergänzung zuführen, das ist unumgänglich, weil kein pflanzliches Lebensmittel ausreichend viel B12 enthält.
- **Jod** liefern Nori-Algen und jodiertes Speisesalz.

Ist das geklärt, kann ich dir eigentlich nur noch versichern, dass es dir auch kulinarisch an nichts fehlen wird. Im Gegenteil. Ich habe heute sogar unzählige Produkte mehr auf meinem Einkaufszettel. Frische native Lebensmittel, die ich zuvor niemals gekauft hätte. Weil ich sie einfach nicht kannte, nichts damit anzufangen gewusst hätte. Und daraus lassen sich wirklich köstliche Gerichte zaubern! Zugegeben, ich zaubere nicht immer selbst, aber dann schaue ich wenigstens verzaubert zu – mann will ja auch was lernen. Jedenfalls steht am Ende regelmäßig eine vollwertige und gesunde Mahlzeit auf dem Tisch, farbenfroh und duftend lecker.

Im Grunde ist es sehr leicht, der veganen Lebensweise sein Herz zu öffnen. Und es ist nicht allein die Vernunft, die mich dazu treibt – ich hoffe sehr, du spürst das, wenn du meinen Text liest! Es ist auch nicht nur mein deutlich verbessertes leibliches Wohl, die neu gewonnene Lebensqualität oder gesteigerte Leistungsfähigkeit. Obwohl ich diese Punkte als professioneller Gesundheitsdienstleister natürlich als essenziell ansehe und dir unbedingt nahelegen möchte. Ich will dich informieren, aber vor allem neugierig machen und motivieren, es doch mal vegan zu versuchen. So du nicht schon pflanzlich lebst.

In dem Fall wirst du sicher noch viele skeptische Mischköstler:innen in deinem Umfeld haben, die vielleicht einen gewissen Grad an Neugierde in sich tragen oder zumindest für gute Argumente offen sind – auch und gerade für diese Menschen ist unser Buch gedacht. Es soll die Grundlage für einen Dialog schaffen. Eine geöffnete Tür sein, die es leichter macht, eingefahrene Wege zu hinterfragen und den Schritt in eine neue, vielleicht weitere Landschaft zu wagen. Heraus aus einem gesellschaftlich akzeptierten Trott in eine gesündere Welt mit weniger Tierleid und einer Umwelt, die kommenden Generationen noch immer eine gute Lebensgrundlage bieten kann.

Wenn ich mit meiner eigenen Geschichte nur einen kleinen Teil dazu beigetragen habe, bin ich glücklich.

Alexander Mallok

… ist seit 15 Jahren als professioneller Therapeut tätig, den Großteil dieser Zeit in seiner eigenen Praxis. Ihn interessieren alle Bereiche der Gesundheit, auch die Schulmedizin, aber sein Herz schlägt für ganzheitliche Medizin und Naturheilverfahren im Besonderen. Dabei hat es Alexander die Osteopathie am meisten angetan. Im Grunde genommen ist er nur Heilpraktiker geworden, um osteopathisch behandeln zu können.

Im Laufe der Jahre und mit immer mehr Erfahrungswissen im Hintergrund sollte sich sein Gesundheits- und Behandlungskonzept allerdings um einige Aspekte erweitern, denn was ganzheitlichen Behandler:innen ohnehin bewusst ist, zeigte sich auch wieder und wieder bei der Arbeit und im Austausch mit vielen Tausend Patient:innen: Gesundheit fußt stets auf mehreren Säulen.

Ernährung ist eine davon und Alexander froh und dankbar, all den Menschen, die er als Therapeut begleiten darf, heute aus eigener Erfahrung von den Vorteilen einer pflanzlich-vollwertigen Ernährungsweise berichten zu können. Um damit vielleicht auch dem Bewusstseinswandel im Hinblick auf ganzheitliche Gesundheit, Tierethik und Nachhaltigkeit einen kleinen Anstoß zu geben.

Mehr von und über Alexander

Website: heilpraktiker-mallok.de

Blog: gesundheits-experten.com

Facebook: heilpraxismallok

Instagram: heilpraktiker_mallok

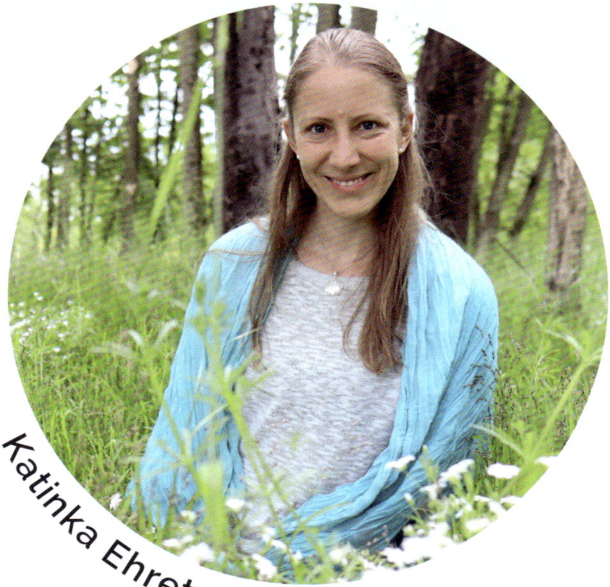

Katinka Ehret

Fünf Fragen an Katinka

Welche drei Wörter beschreiben dich am besten?
Rebellin, Tierliebe, Naturmädchen.

Wenn du ein Tier wärst, welches wärst du und warum?
Ich wär eine Katze, da sie das Schmusige, Verbundene auf der einen Seite mit der Freiheit und Eigenheit auf der anderen Seite so wundervoll kombiniert.

Eine Sache, ohne die du nicht leben könntest?
Sonne gepaart mit frischer Luft.

Was ist das Schönste, das mal jemand über dich gesagt hat?
„Es ist so schön, wie verletzlich, nahbar und authentisch du bist."

Mit welcher berühmten Persönlichkeit würdest du gerne mal einen Kaffee trinken? Warum?
Kyle Cease würde ich gerne zum Kaffee einladen und mit ihm über das Einssein, Persönlichkeitsentwicklung und innere Wahrheit sprechen.

Innerer Frieden als Antwort auf den veganen Weltschmerz

Kennst du das? Du trägst einen tiefen Schmerz in dir. Du hast die Augen aufgemacht, hingeschaut und begriffen, was da draußen in der Welt wirklich passiert. Mit den Tieren und mit unserer Umwelt. Hast dich aus Liebe und Wertschätzung allen Lebewesen gegenüber für diese wundervolle, achtsame vegane Lebensweise entschieden. Aber es zerreißt dir das Herz und du möchtest am liebsten alle Menschen wachrütteln, die unbeirrt weitermachen wie bisher. Und fühlst dich zugleich so ohnmächtig, weil du glaubst, nichts dagegen tun zu können. Dass es keiner hören will. Dass die allermeisten Menschen einfach an ihren Gewohnheiten festhalten wollen, ohne auch nur ein bisschen über den Tellerrand hinauszuschauen. Ich weiß, wie es dir geht!

Eine Rebellin aus Prinzip

Als ich 2017 vegan wurde, war mir nicht bewusst, dass das der Anfang einer Reise sein würde. Der Reise zu mir selbst. Der Reise meiner inneren Heilung und der Beginn einer tiefen Verbundenheit mit meinem Inneren. Der Anfang vom Sein, könnte man fast sagen.

„Bei Sätzen wie ‚Das macht man halt so' oder ‚Das ist doch normal' lief ich zur Hochform auf."

Schaue ich auf die Zeit davor, fehlte mir so oft der innere Frieden und ich wurde ein ums andere Mal Opfer meiner Gedanken und Gefühle. Sie überrannten mich, wurden nicht selten übermächtig und zogen mich, wenn's dumm lief, sogar in ein richtig tiefes Loch hinein. Oder in Emotionen wie Wut, Ärger, Trauer oder Leere. Aber das empfand ich als normal. Manch einer bringt etwas mehr Impulsivität mit, der andere weniger. Für mich galt eben stets ein hohes Level – das war mein Ich, so war ich halt, völlig normal. Wobei ich zugeben muss: Ich habe des Öfteren arg darunter gelitten, denn es ist nicht gerade witzig, so fremdgesteuert durch die Gegend zu laufen. Mal abgesehen davon, welchen Schaden man so bei anderen anrichtet.

Zweifellos, ich war sehr emotional. Und was ich auch schon immer war: eine Warum-Fragerin. Ich wollte die Welt verstehen. Ich wollte sie logisch erklären können und begreifen. „Das macht man halt so“ oder „Das ist doch normal“ waren Sätze, die mich gleich haben warmlaufen lassen. Wenn ich für etwas keine Erklärung bekam, dann tat ich mich schwer damit, dem zu folgen. Mehr noch, dann wurde die kleine Rebellin in mir erst richtig wach und fand – natürlich – unglaublich viele Gründe und Argumente, warum das eigentlich totaler Quatsch und es nun an der Zeit sei, das Ganze zu beenden oder anders zu machen. Wobei es ja grundsätzlich mutig und richtig ist, Dinge zu hinterfragen, doch ich war lange Zeit in meinem Leben vor allem eine Rebellin aus Prinzip und mit viel Wut und Verärgerung in mir. Mit einer eher zerstörerischen Energie, die das Dagegensein genährt hat. Ich wollte Veränderung erzwingen oder ja, aufzwingen. Und auch diese Energie „hat mich lange Zeit gelebt“ und mein Leben bestimmt. Vermutlich kannst du dir vorstellen, dass ich mir damit nicht immer Freund:innen gemacht habe und oftmals als anstrengend galt.

Druck erzeugt Gegendruck

Das Spannende aber: All das führte nie zu dem, was ich mir wünschte. Druck erzeugt Gegendruck. Und dort, wo man seinen Fokus hinrichtet, entsteht mehr davon. Das sind universelle Gesetze, die immer wirken. Natürlich auch bei mir damals so sicher, wie die Nacht dem Tag folgt – nur eben total unbewusst und mir wie meinem Wohlbefinden keinesfalls dienlich. Regelmäßig habe ich Widerstand erlebt und mir wurde Unverständnis entgegengebracht. Aber auch das ist kein Wunder. Denn wie man in den Wald hineinruft, so schallt es heraus. Oder karmisch ausgedrückt: Das, was ich säe, werde ich auch ernten. So wie ich andere Menschen behandle, so kommt es zu mir zurück. Seinerzeit habe ich das nicht verstanden, mir fehlte jegliches Bewusstsein dafür. Ich habe nicht ein einziges Mal innegehalten und hingehorcht. Mich selbst nie derart hinterfragt, dass ich mir das Leben hätte leichter machen können. Das war ich.

Heute bin ich noch immer eine Rebellin, sogar mehr denn je. Als Wachrüttlerin hinterfrage ich ganz viel von dem, was „man halt so macht“ und was „eben so ist, völlig normal“. Aber mit dem kleinen, feinen Unterschied, dass ich FÜR etwas losgehe: Für die Liebe. Für die Empathie. Für den Respekt und für Achtsamkeit. Für ein neues Normal im Zusammenleben zwischen Tier und Mensch. In tiefer Verbindung mit meinem Herzen und mit einem tiefen Gefühl von Frieden in mir. Ich muss nicht mehr gegen etwas kämpfen. Ich lasse meine Energie für den Frieden arbeiten.

Wie mehr Bewusstsein auch mehr Leiden schaffen kann

Die Entscheidung zum Veganismus war der Türöffner, diese neue Sichtweise und Wahrnehmung der Welt in meinem Leben Einzug halten zu lassen. Und auch zu begreifen, wie machtvoll die Kraft der Liebe ist. Aber nicht von heute auf morgen. Sondern langsam, Schritt für Schritt. Doch zunächst musste das ganz große Tief kommen. Das emotionale Tief, das mich gefühlt komplett verschlungen hat. Als ich die Augen aufmachte und mir bewusst wurde, was wirklich passieren muss, damit ich tierische Produkte konsumieren kann, ist mein Weltbild komplett auseinandergefallen. Ich war entsetzt und konnte bald nur noch weinen. Es hat mich unendlich traurig gemacht und ich habe mich wieder und wieder dafür verurteilt, das all die Jahre unterstützt zu haben.

„Auf einmal war da überall Leid in meinem Alltag. Und unglaublich viel Gegenwind und Abwehr in meinem Umfeld."

Tiere liebe ich, seit ich denken kann. Und ich hätte jederzeit behauptet, dass das für alle Tiere gilt. Was sicher auch stimmt und immer gestimmt hat, doch habe ich sie nie mit meinem Essen in Verbindung gebracht, mit dem, was dafür passieren muss. Aufgewachsen und geprägt in einer Kultur, in der es alltäglich und völlig akzeptiert ist, gewisse Tiere zu züchten und zu töten, um sie zu essen, war ich komplett blind und unbewusst. Umso größer dann der Schock und das Entsetzen, als ich die Zusammenhänge erkannte und vor allem die Realität, wie wir heutzutage Tiere und auch die Mitwelt betrachten und behandeln. Als uns untergeordnet. Zum Nutzen für uns hier auf dieser Erde. Statt anzunehmen, dass all die Lebewesen mit uns hier sind und sich selbst ein unversehrtes Leben wünschen.

Rückblickend weiß ich, dass mir mit dem Moment des Aufwachens ein tiefes Trauma widerfahren ist und dass dieses neue Bewusstsein meine Welt vollkommen aus den Angeln gehoben hat. Ich fing an, wie wild zu recherchieren, Berichte buchstäblich zu inhalieren. Und mit jeder weiteren Information wurde das Ausmaß der ganzen Tragödie deutlicher. Nicht zuletzt, weil ich begann, überall in meinem Alltag die Verbindung zwischen den Tieren und dem „Produkt" herzustellen. Beim Spieleabend mit Freund:innen konnte ich mich nicht mehr auf das Zusammensein mit lieben Menschen freuen, ich sah nur noch eine Gewalttat gegenüber ganzen (Tier-)Familien, sollten einst gefeierte Burger oder Salamipizza auf dem Tisch landen. Der entspannte Latte macchiato in der Sonne wurde auf einmal zum Verbrechen an den Kälbchen und ihren Müttern. Der lecker gebackene, ach so würzig schmeckende Ziegenkäse auf dem Salat war keine schöne Leckerei mehr, die man sich auf dem gesunden Abendessen gönnt, er stand jetzt für die Freiheitsberaubung anderer Lebewesen. Und das Sonntagsei wurde direkt zum Mord an Tausenden von kleinen Küken.

Die Welt will's gar nicht wissen

Ich konnte den Schmerz sehen, fühlen, hören, riechen – es war furchtbar! Gewalt, Elend, Verbrechen und Ignoranz überall, wo ich hinschaute. Und ich nahm dieses Leid vollkommen in mich auf. Es war nicht mehr Mitgefühl, das ich für die Tiere empfand, sondern tiefes Mitleid. Ich litt regelrecht mit. Die Entscheidung, selbst nicht mehr zu all dem beizutragen, war daher relativ schnell getroffen. Doch dann wurde mir klar, dass es an dem Punkt nicht aufhört. Ich wollte aktiv werden, die ganze Welt aufwecken. Und ich war sicher, ich müsse nur allen berichten, was für grausame Dinge wirklich da draußen passieren, dann würde mir jede:r zustimmen und auf eine vegane Lebensweise umstellen. Weil's die einzig logische Konsequenz ist, die einzige bewusst achtsame Art zu handeln. Oder was meinst du? Hattest du vielleicht auch diese Gedanken oder diese Erwartung?

„Mit meiner Entscheidung für den Veganismus war ich endgültig die, die gegen den Strom schwimmt."

Tja, falsch gelegen. Ich rannte gegen Mauern und wurde entsetzt angeschaut. Was das für seltsame Ansichten auf einmal seien, fragte man sich. Meine Mitmenschen wollten sich partout nicht den Appetit verderben lassen und fingen an, mit den wildesten Argumenten auf mich einzureden, um so wiederum ihr Verhalten zu rechtfertigen. Dieser Veganismus sei das Unnormale, eine ungesunde Mangelernährung, viel zu kompliziert, zu teuer. Und vor allem würden Fleisch und die anderen Tierprodukte doch so gut schmecken. Davon ab könne ich wohl kaum erwarten, dass sie da mitmachten, nur weil ich meinte, sie müssten es mir gleichtun. Vermutlich kennst du viele dieser Aussagen, die Menschen von sich geben, die einfach noch nicht so weit sind, wirklich hinzuschauen.

Streit. Freundschaftsbrüche. Unverständnis. Hoffnungslosigkeit. Entsetzen. Wut. Verurteilung. Mein Leben veränderte sich radikal. Nun war ich wirklich die, die komplett gegen den Strom schwimmt. Die, mit den komischen Ansichten, die einfach nicht normal waren. Die, die anderen so richtig auf den Keks ging. Dabei wollte ich doch nur Frieden und Gleichberechtigung in der Welt. In mir tobte ein richtiger Sturm. Und ich wollte diesen Frieden mit aller Gewalt.

Kämpfen kostet Kraft, richtig viel Kraft

Ich argumentierte, wo immer ich konnte, für den Veganismus – anfangs etwas unbeholfen und dann Tag für Tag sattelfester, weil ich natürlich weiter recherchierte und Fakten sammelte. Mein Fokus war ganz klar: Ich musste Menschen wachrütteln und ihnen zeigen, was sie da für eine skrupellose Industrie unterstützen. Um sie dazu zu bewegen, damit aufzuhören. „Wenn ich nicht jede Gelegenheit dafür nutze, dann lasse ich die Tiere im Stich!", dachte ich. Und das Perfideste: Ich fing an, ein schlechtes Gewissen zu haben, wenn ich mich doch einmal gut fühlte. Dann glaubte ich direkt, dass ich die Tiere verrate. „Wie kann ich nur glücklich sein, wissend, wie viel Leid, Schmerz und Ungerechtigkeit diesen hilflosen Wesen widerfährt?", fragte ich mich selbst vorwurfsvoll.

„Rebellischer Widerstand gegen alles und jede:n ist überaus anstrengend. Und führt meist zu nichts."

Ich verlor mehr und mehr meine Energie. Mein Alltag wurde von Gedanken an das unendliche Tierleid dominiert. Ich verurteilte die anderen Menschen für ihre Gleichgültigkeit, plagte mich mit dem Frust, dass sich nichts änderte, und der Wut darüber, bei all dem auch noch die Dumme zu sein. Situationen, in denen ich mutlos und mit Tränen auf der Couch lag, waren nicht selten. Ich verlor die Lust rauszugehen, lies Kontakte zu Freund:innen schleifen und spürte, dass ich immer weniger Kraft für diese ewigen Konfrontationen hatte, in denen ich etwas verändern wollte, aber eigentlich nur Gegenwind bekam.

Heute weiß ich, dass dies die Zuspitzung dessen war, was ich mein Leben lang schon in mir trug. Den rebellischen Widerstand gegen alles und jede:n. Mit oder ohne Grund. Ein Widerstand, der mich von innen heraus zermürbte, aber an den ich so sehr gewöhnt war – ja, man könnte fast sagen, ich war abhängig von dem Gefühl der Rebellion. Und der Veganismus hat mich genau damit konfrontiert. Er hat mir gezeigt, dass es absolut sinnlos ist, einfach gegen den Strom zu schwimmen, weil ich nicht mit ihm schwimmen möchte. Es ergibt nur Sinn, wenn ich tief im Herzen meine Wahrheit und Liebe FÜR etwas spüre, das durch mich in die Welt hinaus möchte.

Die Auseinandersetzung mit dem Ego

Damals wäre ich fast am Schmerz und an der Ohnmacht zerbrochen. Meine Gedanken- und Gefühlswelt ließ sich nicht mehr kontrollieren, war nur noch negativ geprägt und zwang mich schließlich, meine innere Rebellion zu hinterfragen. Hinzuschauen, was es wirklich ist, das mir diesen unsagbaren Schmerz beschert. Ich wusste, dass sich etwas ändern muss, weil sich mein Leben so nicht mehr lebenswert anfühlte.

Zu diesem Zeitpunkt habe ich mich auch zum ersten Mal mit dem Ego auseinandergesetzt. Wenn wir uns gegen etwas positionieren, ist immer unser Ego involviert. Das Ego ist unser bester Freund und schlimmster Feind zugleich. Seine Aufgabe ist es, uns eine Identität zu geben. Uns mit etwas zu identifizieren. Das Ego erschafft die Geschichte, die wir uns selbst und anderen über uns erzählen. Es ist die Rolle, die wir spielen: Ich bin dies und ich bin das. Und ich bin dies und das nicht. Durch unser Ego wissen wir, wo wir hingehören, was uns ausmacht und wo unser vermeintliches Zuhause ist.

Das Ego beschützt uns und sichert unser Überleben. Es hält nach bedrohlichen Situationen Ausschau und lässt uns entsprechend reagieren, sodass wir der Gefahr entrinnen können. Und es definiert unsere Feinde, die eben anders und in unseren Augen nicht richtig sind. Das Ego ist aber auch und vor allem der Teil in uns, der rebelliert, Nein sagt und ablehnt. Je länger ich mich damit auseinandersetzte, desto besser verstand ich, warum mein Ego mit wachsendem Bewusstsein und Wissen über die Ausbeutung von Tieren immer mehr Widerstand aufbrachte.

Der innere Widerstand ist der Killer des inneren Friedens

So begriff ich auch, dass dieser innere Widerstand der Grund war, warum es mir so schlecht ging. Nicht die Außenwelt. Ich selbst hatte diesen Schmerz in mir erschaffen. Doch warum? Nun, eine Situation ist erst einmal so, wie sie ist. Sie ist weder gut noch schlecht. Sie ist einfach. Wir werden mit Gegebenheiten konfrontiert und nehmen sie zu einem Zeitpunkt wahr, in dem sie bereits sind. Unser Ego wiederum bewertet das Ganze. Bewertet, ob das gut oder schlecht ist, ob das so sein darf oder ob wir es gerne anders hätten. Und in dem Moment, in dem unser Ego sagt: „Das ist nicht richtig, ich will das so nicht“, gehen wir in den Widerstand. Wir lehnen uns gegen etwas auf, das unweigerlich ist, das schon existiert. Genau hierin liegt der eigene Schmerz begründet, wir kreieren ihn absurderweise selbst. Nicht die Situation im Außen ist unser Problem, sondern die innere Gegenwehr. Wir wollen nicht akzeptieren, dass etwas ist, wie es ist. Doch das Verrückte daran: Es ist ja bereits und kann nicht mehr verändert werden. Die Zukunft hingegen schon – das ist die wirklich wichtige Information.

„Unser inneres Leid entsteht dann, wenn wir uns zum Opfer der äußeren Umstände machen.“

Ob meine Lieblingsvase runtergefallen ist, mein Kater einen epileptischen Anfall hat oder Menschen in meiner Umgebung gerade Fleisch essen – all dies ist existent und noch so großer Widerstand macht es nicht ungeschehen oder besser. Die Vase ist schon kaputt. Mein Frust, meine Traurigkeit und meine Wut über das Missgeschick ändern daran nichts. Sie lassen mich nur noch mehr leiden, belasten mich zusätzlich. Als würde es nicht schon reichen, dass ich die Scherben zusammenkehren und demnächst eine Vase kaufen muss.

Gleiches gilt für Situationen, in denen sich unsere Mitmenschen – bewusst oder unbewusst – in einer Art und Weise verhalten, die Tieren schaden kann. Nicht die Situation selbst ist das, was wehtut und uns leiden lässt, sondern unser Aufbegehren. Und das Schlimmste daran ist, dass wir zum Opfer der äußeren Umstände werden und anderen Menschen und Situationen die Macht über unser Wohlbefinden geben. Solange uns die Außenwelt so stark in unseren Gedanken und Emotionen zu beeinflussen vermag, so lange sind wir nicht frei und leiden in kleinem oder großem Ausmaß. Hinzu kommt, dass dieser innere Widerstand, den wir oftmals auch nach außen tragen, unglaublich viel Energie kostet. Darum sind wir oft so ausgelaugt und müde vom vielen Rebellieren, Kämpfen und Dagegensein.

Eine bewusste Entscheidung fürs Glücklichsein

An diesem Punkt angekommen, wünschte ich mir einfach nur noch inneren Frieden, Ruhe und viel mehr Lebensfreude. Und zum ersten Mal in meinem Leben begann ich zu verstehen, wie ich ticke, warum mein Gemütszustand so ist, wie er ist, und dass ich die Macht habe, ihn positiv zu beeinflussen. Ich begann zu verstehen, dass wir nicht mit unseren Gedanken und Gefühlen gleichzusetzen sind – wir haben sie lediglich. Und das ist ein riesengroßer Unterschied! Wir denken über etwas nach, doch wir sind nicht dieser Gedanke. Er kommt und geht. Wären wir nicht mehr als dieser Gedanke, würden auch wir kommen und gehen. Doch wir sind das Bewusstsein, das diesen Gedanken erfährt. Wir sind das Bewusstsein, das diesen Gedanken beobachten kann. Und wir sind das Bewusstsein, das den Gedanken loslassen kann.

Genauso ist es mit unseren Gefühlen. Emotionen wie Freude und Liebe, aber auch Wut, Traurigkeit, Scham und viele mehr sind Energien, die uns durchfließen und etwas mit uns machen. Doch wir sind nicht die Summe unserer Gefühle. Wir haben sie. Sie kommen und gehen, fließen durch uns durch. Und wenn wir uns dessen bewusst sind, können wir sie beobachten. Wir können uns entscheiden, uns nicht mit ihnen zu identifizieren. Sie dürfen da sein, doch wir sind ihnen nicht ausgeliefert. Wir leben mit ihnen, wenn wir es zulassen, nicht sie leben uns.

Diese Erkenntnisse waren der Schlüssel zu meinem neuen Bewusstsein, der Beginn meiner inneren Heilungsreise. Das Bewusstsein dafür, wie Leid entsteht und dass es immer mit uns und nicht mit dem Außen zu tun hat, revolutionierte mein ganzes Denken. Und ich fing an, mir Fragen zu stellen:

- Möchte ich vielleicht einfach nur recht haben?
- Möchte ich andere Menschen ständig verurteilen?
- Möchte ich nur noch diese schreckliche Welt sehen?
- Möchte ich weiterhin so traurig, ausgelaugt und hoffnungslos sein?
- Und dabei auch noch merken, dass ich nicht wirklich etwas in der Welt verändere?
- Was ist mein tiefster Herzenswunsch für mich und mein Leben?
- Wie möchte ich mich eigentlich fühlen, welche Energie möchte ich in mir tragen?

Auf all diese Fragen gab es überraschenderweise eine gute Antwort: Ich wollte Frieden in mir! Wollte wieder glücklich und voller Energie sein. Ich wollte in solch eine Energie kommen, dass ich aus mir heraus strahle und alleine dadurch Menschen anziehe, berühre und motiviere, ihr Herz zu öffnen. Auch wenn ich in diesem Moment keinen blassen Schimmer hatte, wie ich das neue Wissen wirklich umsetzen sollte, und es noch so viele Fragezeichen gab – dieser Entschluss stand felsenfest. Mein Leben sollte, ja musste sich ändern. Und nun kannte ich die Richtung und das Ziel. Der Weg würde sich zeigen.

Meine innere Revolution durch Meditation und mentale Arbeit

Der erste und wichtigste Schritt für Veränderung ist Bewusstsein. Dadurch bekommen wir mehr Handlungsspielraum und die Grenzen unserer Wahrheit verschieben sich etwas nach außen. Wir sehen mehr, erkennen mehr, nehmen bewusster wahr. Der Kreis der Möglichkeiten wird größer und Überzeugungen können aufweichen. So war ich lange überzeugt, erst dann mein Glück zu finden, wenn die Welt in Ordnung ist und kein Leid mehr existiert. Vor allem kein Leid, das wir Menschen wissentlich und absichtsvoll den Tieren und der Natur zufügen. Nun jedoch hatte ich verstanden, dass ich niemals glücklich und zufrieden sein würde, wenn ich mein Wohlbefinden weiter von den äußeren Umständen abhängig machte. Dann würde ich nie aufhören können zu kämpfen, würde nie damit fertig werden, das war mir inzwischen klar.

„Es ist leider wenig Erfolg versprechend, auf eine perfekte Welt zu hoffen. Glück und Frieden können wir nur in uns selbst finden.“

So begann meine innere Revolution. Mit der Frage nach dem Weg zum persönlichen Glück und einer Lösung, die nun auf der Hand lag: Ich musste mich frei machen von irgendwelchen Erwartungen und den inneren Widerstand loslassen. Den Frieden in mir selbst finden. In der inneren Ruhe. In der inneren Kraft. Ich sollte verstehen, wer ich wirklich bin und was ich vor allem nicht bin. Und ich durfte lernen, dass wir unseren Fokus radikal auf uns selbst, unser Wohlbefinden und unser Wachstum legen und uns nicht im Außen verlieren dürfen, wenn wir wirklich Glück und Zufriedenheit finden wollen.

Die Umsetzung war dann zweifellos eine Herausforderung, aber jeder Schritt so wert, gegangen zu werden. Zunächst versuchte ich, einen besseren Zugang zu meinen Gedanken und Gefühlen zu bekommen, übte jeden Tag in der Meditation, sie genau zu beobachten. Und es war wirklich überwältigend zu erkennen, wie unfrei ich bis dahin gewesen sein musste. Wie sehr von meinen unbewussten Reaktionen bestimmt und wie viel Macht über mich ich nach außen abgegeben hatte.

Ich übernehme wieder die Kontrolle

Meine Gedanken und Gefühle zu beobachten, war das eine, doch ich übte auch, immer öfter die Pausentaste zu drücken. Also eine Pause zu schaffen zwischen der auslösenden Situation im Außen und meiner Reaktion. Der kleine Stopp bot mir die Möglichkeit, immer besser zu realisieren, was da ablief. Und schließlich gab mir diese Pause auch die Macht, wählen zu können, wie ich reagiere. Frei zu entscheiden, statt weiterhin wie ferngesteuert zu handeln. Das war der erste Schritt in Richtung innere Freiheit. Dem viele weitere folgten, die mich immer mehr wachrüttelten und meine Wahrheit neu definierten. Vor allem, wenn ich mich in einem geschützten Raum bewegte, etwa daheim auf der Couch saß und das Elend dieser Welt wieder meine Gedanken in Beschlag nahm, hinterfragte ich nun: „Was für ein Problem habe ich gerade hier und jetzt?" Pause. „Keines!"

Und so durfte ich verstehen, dass allein ein Gedanke an unschöne Situationen all die Emotionen in mir weckte. Doch mit welchem Resultat? Ich war traurig und gleichzeitig hatte ich nichts, aber auch gar nichts verändert. Also entschied ich, dieses destruktive Denken ein für alle Mal aus meinem Leben zu verbannen. Komplett. Das heißt nicht, dass man die reale Welt ignoriert. Keinesfalls! Doch man hört auf, sich schreckliche Szenarien wieder und wieder bildlich vorzustellen und daran zu verzweifeln. Man nimmt diese Zustände wahr, aber gibt ihnen nicht mehr die Macht über die eigene emotionale Verfassung.

Eine weitere Frage, die ich mir damals stellte und auch heute noch oft stelle: „Kann ich gerade jetzt in diesem Moment etwas tun?" Ja? Dann tu es und verändere die Situation zum Guten! Nein? Dann lass den Gedanken weiterziehen, denn er führt zu nichts Gutem! Er führt zu rein gar nichts – außer, dass ich selbst traurig und hilflos bin. Sich nicht blind von einer Emotion leiten zu lassen und nicht immer dem ersten Impuls zu folgen, hilft mir selbst und hilft in aller Regel auch in der Sache. So kann man sich im Zweifel immer fragen:

- Muss ich überhaupt immer reagieren?
- Bewirke ich mit meinen Gedanken, Gefühlen und Handlungen jetzt gerade irgendetwas, das in meinem Sinne ist?
- Will ich meine Energie an unliebsame Auseinandersetzungen und Emotionen verschwenden?
- Ist es meine Aufgabe, die Welt zu retten?
- Wie erreiche ich andere Menschen, die vielleicht noch nicht dieses Bewusstsein haben, wirklich im Herzen?
- Will ich Hass, Wut und Verurteilung fühlen?
- Oder will ich Liebe, Vertrauen und Verbundenheit schaffen?
- Was wäre, wenn ich einfach mal genau das Gegenteil von dem tue, was ich bisher getan habe, und schaue, was dabei herauskommt?

Wenn Liebe ins Spiel kommt, wird es magisch

Das Gesetz der Resonanz gilt tatsächlich. Es entfaltet Wirkung und als ich das begriffen hatte, kam Magie in mein Leben. Das, was wir in unserem Inneren tragen, und die Energie, die wir ausstrahlen, kommt 1:1 zu uns zurück. So wie wir die Welt sehen, so reagiert die Welt auf uns. Nicht umgekehrt. Und aus diesem Grund wird „Nur wenn die Welt schön ist, kann ich glücklich sein" auch nie funktionieren. Erst wenn wir in uns den Frieden, die Lebensfreude und die Ruhe gefunden haben, das leben und ausstrahlen, kann es uns auch im Außen begegnen. Wir ziehen es an. Unsere innere Haltung wird uns gespiegelt.

„Worauf du deinen Fokus richtest, dorthin fließt die Energie" – dieser schlaue Spruch trifft es genau: Wo auch immer wir hinschauen, uns fokussieren und unsere Energie investieren, dort kreieren wir mehr. Damit erschaffen wir unsere Welt, die wir sehen und erleben. Hast du vielleicht den Wunsch, Chirurg:in zu werden? Dann solltest du dich voll und ganz deinem Medizinstudium widmen und dich nicht damit beschäftigen, was Gärtner:innen so alles im Arbeitsalltag tun. Was du in deinen Mittelpunkt stellst, das wird sich in deinem Leben vermehren und intensivieren.

Daher lautete meine Frage: „Wie sehe und erfahre ich mehr Liebe und Frieden in meinem Leben?" Die Antwort war so banal wie mächtig:

Ich musste meinen Fokus auf Liebe und Frieden richten! So einfach ist das. Ich musste mich voll und ganz für diesen Weg entscheiden und ihn konsequent gehen. Ganz bewusst immer und immer wieder die Liebe in mein Herz einladen. Mich nur mehr auf Ruhe und Frieden in mir selbst konzentrieren. Und mich fernhalten von Gedanken und Situationen, die meine Seele aufwühlen und meine Energie rauben.

„Gleiches zieht Gleiches an: Richte ich meinen Fokus auf das Positive, kann ich Positives bewirken."

Und mit diesem Fokus durfte ich Schritt für Schritt kleine Wunder erleben. In mir selbst durch einen wachsenden, nie da gewesenen Frieden, der mir ein Lächeln im Herzen schenkt. In meinem Leben, weil ich nun so viele schöne Dinge wahrnehme und erfahre. Und in meinem Umfeld geschieht ein Wunder nach dem anderen. Ich durfte inzwischen so viele unglaublich tolle Menschen kennenlernen, die ihr Herz am rechten Fleck haben, genau diese Liebe ebenso leben und in die Welt hinaustragen. Die absolut größten Wunder sind für mich aber die vielen Menschen, die seither zu mir kamen, von meiner Lebensweise fasziniert sind, sich solch eine gesunde Leichtigkeit auch für ihr Leben wünschen und „dieses Vegan" nun doch mal ausprobieren möchten. Ohne dass ich nur ein Wort in diese Richtung verloren hätte – das ist einfach pure Magie!

Losgehen für ein neues Normal

Durch meinen inneren Heilungsprozess habe ich auch endlich verstanden, dass es im Leben nicht darauf ankommt, recht zu haben, besser als andere zu sein oder sie zwingend von etwas zu überzeugen. Und es geht schon gar nicht darum, immer gegen den Strom schwimmen und kämpfen zu müssen. Nein, in meinem Leben geht es darum, mich selbst kennenzulernen, mich nackt zu machen und all die Zwiebelschichten abzulegen, die sich im Laufe der Jahre aufgebaut haben. Es geht darum, zu erkennen, dass wir nicht unser Ego sind und auch nicht die Geschichten, die es uns selbst ständig erzählt, sondern so viel mehr! Wir sind alle wundervolle Seelenwesen, die diesen wundervollen Körper geschenkt bekommen haben, um hier auf der Erde Erfahrungen zu machen, zu wachsen und aufzuwachen. Wir sind alle Bewusstsein, das sich erfahren möchte und das in jeder Sekunde schöpferisch tätig ist. Egal, wie wir uns entscheiden – bewusst oder unbewusst – wir kreieren damit Realität in unserem Leben und in dieser Welt. Tief in meinem Inneren wusste ich das schon immer – ich musste mich nur wieder daran erinnern. Und der tiefe vegane Weltschmerz hat mich dazu gezwungen, das zu erforschen und wieder zu mir selbst zu finden.

Mit all diesen Erkenntnissen und dem Wissen um meine schöpferische Macht in dieser Welt kann ich nun losgehen. Aus tiefstem Herzen überzeugt und in tiefster Liebe zu mir selbst und dem Leben. Für mehr Mitgefühl, für mehr Liebe, für mehr Empathie, für Heilung und für mehr Bewusstsein. Um wundervolle Erfahrungen zu schaffen. Und auch dich daran zu erinnern, wer du wirklich bist. Schon während du das hier liest und spürst, dass es dich tief in deinem Inneren berührt, fängst du an, dich zu erinnern und zu heilen.

„Wir sind diejenigen, die die Welt von morgen prägen.
Und du bist ein so wichtiger Teil davon!"

Wir, die wir schon so bewusst und voller Mitgefühl sind, dürfen in unsere ganze Kraft kommen und strahlen. Dafür gehe ich los. Ich möchte dich ermutigen, deinen Fokus neu auszurichten, all deine Stärken zuerkennen und dein ganzes Potenzial auszuschöpfen. Dich mit deiner Seele zu verbinden und ganz achtsam hinzuhören, was sie dir versucht zuzuflüstern. Sie weiß genau, wie dein Weg aussieht und was du auf dieser Welt bewirken kannst. Wir sind diejenigen, die die Welt von morgen prägen. Eine Welt voller Frieden, Liebe, Mitgefühl, Empathie und Bewusstsein. Und du bist ein so wichtiger Teil davon! Darum ist jetzt der beste Moment, um dich für die strahlendste Version deiner selbst zu entscheiden. Dann ziehen wir gemeinsam los für ein neues Normal. Für eine neue Welt. Eine Welt voller Magie. Eine Welt, die wir uns schon immer erträumt haben.

Bist du dabei?

Katinka Ehret

... ist als *Spiritual Vegan Coach* und Wachrüttlerin die Expertin im deutschsprachigen Raum, wenn es darum geht, den veganen Weltschmerz zu wandeln und wieder mit Lebensfreude und innerem Frieden auf die Welt zu blicken. So konnte sie schon vielen vegan lebenden Menschen durch innere Arbeit und Bewusstseinscoaching helfen, die bitteren Erkenntnisse über das Tierleid zu verarbeiten und die neu gewonnene Energie im positivsten Sinne zu nutzen: um die Welt zu einem schöneren Ort für uns alle zu verändern.

Einen friedvollen Ort der Begegnung zu erschaffen, ist auch Katinkas größter Herzenswunsch. Sie träumt von einem Lebenshof, auf dem gerettete sogenannte Nutztiere Freiheit erleben dürfen und Menschen erkennen können, wie heilsam es für jede:n von uns sein kann, den Tieren und der Natur wieder mit liebevollem Respekt zu begegnen.

Katinka ist die Ideenquelle und das Gesicht des *HAPPY VEGAN Soul Summit*, Veranstalterin der *HAPPY VEGAN Transformation Night* und Entwicklerin des einzigartigen Mentoring-Programms *VEGAN LOVING Mastermind*. Außerdem gibt es seit November 2020 den von ihr ins Leben gerufenen *HAPPY VEGAN Soul Club*, in dem Veganer:innen und vegan Interessierte eine Community finden, um gemeinsam zu wachsen, zu gestalten und sich für vegane Projekte zu vernetzen.

Mehr von und über Katinka

Website: katinka-ehret.de

Blog: katinka-ehret.de/easy-vegan-living

Facebook: KatinkaEhretOfficial

Instagram: katinka.ehret

YouTube: youtube.com/c/KatinkaEhret

Podcast: katinka-ehret.de/podcast

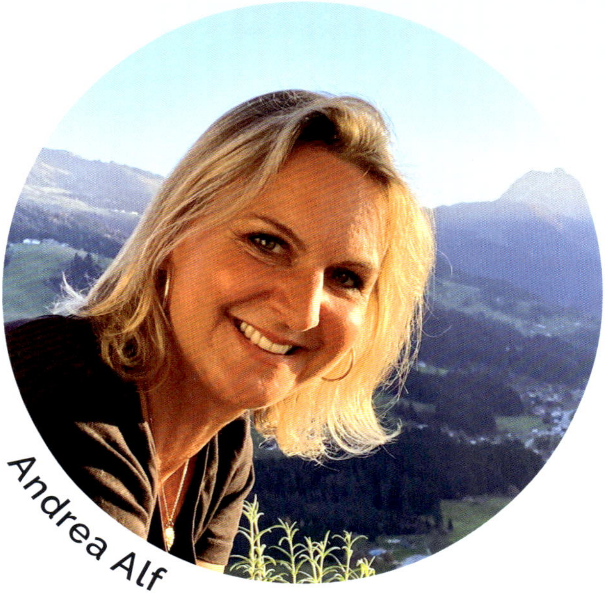

Andrea Alf

Fünf Fragen an Andrea

Welche drei Wörter beschreiben dich am besten?
Begeisterungsfähig, flexibel, liebevoll.

Wenn du ein Tier wärst, welches wärst du und warum?
Eine Galapagos-Riesenschildkröte. Hat einen dicken Panzer, liebt warme Küstengebiete, isst gerne Beeren wie Kräuter und kann sehr alt werden.

Eine Sache, ohne die du nicht leben könntest?
Hefeflocken. Die zaubern den perfekten Käsegeschmack an alle möglichen Gerichte – ohne Käse.

Was ist das Schönste, das mal jemand über dich gesagt hat?
„Du hast mir das Leben gerettet." Dies schrieb mir eine Teilnehmerin einer von mir organisierten Onlinekonferenz zum Thema „Gesunder Lebensstil".

Mit welcher berühmten Persönlichkeit würdest du gerne mal einen Kaffee trinken? Warum?
Mit den Hemsworth-Brüdern in Australien. Den Kaffee könnte meine jüngere Tochter machen, die auch dort lebt und Barista ist. Wir würden über Veganismus reden, und wie man noch mehr Menschen dafür begeistern kann.

Vom Schlachthof zum veganen Stammtisch

Wie bringt man eine bewegte Entwicklung am besten auf den Punkt? Vielleicht mit einem bewegenden Gespräch, das ich mit der 23-jährigen Luisa auf einer veganen Messe in Berlin führen durfte. Luisa fasste bereits als kleines Mädchen den Entschluss, kein Fleisch mehr zu essen, nachdem ihre Mutter ihr erklärt hatte, woraus ein Schnitzel eigentlich gemacht wird. Ein Statement, das mich tief beeindruckt und zugleich doppelt traurig gemacht hat: Einerseits, weil es mir immer das Leid der sogenannten Nutztiere vor Augen hält, aber vielmehr sicher noch, weil Luisa offensichtlich schon mit 8 Jahren Zusammenhänge realisierte und Konsequenzen zog, für die ich ganze 43 Jahre brauchen sollte. Darum und um die teilweise schmerzvollen, aber auch sehr bereichernden Entwicklungsphasen hin zur Veganerin geht es in meiner Geschichte.

Ein Herzenswunsch mit Hindernissen

Meine ganz und gar nicht vegane Kindheit begann 1973 in München. Ich war Einzelkind, wuchs in einer typischen Hochhaussiedlung der Vorstadt auf und so wollten mir meine Eltern den dringenden Wunsch nach einem Haustier natürlich nicht abschlagen. Ein wunderschönes Aquarium mit bunten Fischen sollte die vom Hof mitgebrachten Regenwürmer und Insekten ersetzen. Was nur bedingt funktionierte. Mit Fischen konnte ich nicht wirklich viel anfangen und daher hielt sich meine Freude über die neuen Mitbewohnerinnen und Mitbewohner in Grenzen. Schlimmer noch: Ich war regelrecht entsetzt, als ich irgendwann mit ansehen musste, wie die Guppys ungeniert ihre eigenen Babys fraßen! Da waren unsere Zebrafinken Toni und Vroni schon viel süßer. Aber so richtig happy war ich mit den Vögeln auch nicht.

Also überzeugte ich meine Mama schließlich, eine Maus zu kaufen. Mäuse sind niedlich und man kann sie streicheln, so die Grundidee. Ich erinnere mich, dass mein Papa gar nicht begeistert war. Für ihn galten Mäuse als Ungeziefer. Und wenn meine Mutter damals gewusst hätte, wie tragisch das mit der Maus ausgehen würde, dann hätte sie sich bestimmt auch nicht überreden lassen. Als wir eines Tages wie gewöhnlich den Mäusekäfig in der Badewanne sauber machten und ich die Klapptür festhalten sollte, damit die Maus immer rein- und rauslaufen könnte, wurden meine Hände schwitziger und schwitziger. Und genau in dem

Moment, als mir die Tür entglitt, kam die Maus angeflitzt ... Wie der Vorfall endete, muss ich, glaube ich, nicht weiter ausführen. Über dieses traumatische Erlebnis sollte mir sodann ein Hamster hinweghelfen, der aber leider auch bald im Tierhimmel war. Er hatte auf dem Balkon etwas für ihn Giftiges gefressen.

Im Nachhinein bin ich richtig begeistert von dem Durchhaltevermögen meiner Eltern, die später sogar eine Katze adoptierten. Leider war die Gute durch ihren Vorbesitzer etwas narrisch, wie man in Bayern so schön sagt. Hat es in der Wohnung einfach nicht ausgehalten und ist immer wie von der Tarantel gestochen durch die Zimmer gefegt. Und machte mir damit richtig Angst. Zum Glück haben wir dann ein schönes Zuhause mit Garten für sie gefunden.

Über geliebte Kühe und Ferien auf dem Schlachthof

Das Kapitel Haustiere blieb also ein unvollendetes, aber ich liebte Tiere. Mit unserem Urlaub auf einem kleinen Bauernhof in Kärnten konnten mir meine Eltern daher jedes Jahr die größte Freude machen. Ohne Stallkleidung – Gummistiefel, Kopftuch und alte Jeans – im Gepäck ging es nie los. Als Erstes begrüßte ich dann immer meine geliebten Kühe im Stall. Ich fühle heute noch den Moment, in dem ich die Tür zum Bauernhof öffnete, in den Flur und dann weiter in den Stall ging. Dort wartete stets meine Lieblingskuh Brauna, die ich endlich wieder streicheln und knuddeln konnte. Ein Pfingsturlaub war etwas ganz Besonderes für mich: Da wurde ein Kälbchen geboren und ich durfte dem kleinen Stier einen Namen geben. Ich taufte ihn Anderl und war sofort verliebt in den hübschen Kerl. Bis zum nächsten Urlaub hatte er sich dann schon zu einem richtig großen Jungen entwickelt, aber mit ihm schmusen ging immer noch. Das Jahr darauf war mein Anderl nicht mehr da. Ganz normal, erklärte man mir. Man habe ihn nicht behalten können, das sei eben so und mit dem Fleisch immerhin die Familie für lange Zeit versorgt.

Unsere Ferien auf dem Bauernhof waren Tradition, aber wann immer meine Eltern sonst keinen Urlaub nehmen konnten, verbrachte ich die meiste Zeit bei Oma und Opa auf dem Schlachthof in Landshut. Heute kaum denkbar, da es so gut wie keine Schlachthöfe in den Städten mehr gibt, damals durchaus üblich. Als Leiter des Labors hatte mein Opa seine Dienstwohnung im Verwaltungsgebäude auf dem Schlachthofgelände. Im Sommer waren wir jedoch viel im Schrebergarten etwas am Rande der Stadt. Meine Großeltern bauten dort unterschiedlichste Gemüsesorten an und hatten tolle Obststräucher und Bäume. Für mich natürlich immer aufregend, Gemüse ernten zu können, Beeren zu pflücken und auch zu lernen, wie man all die frischen Dinge verarbeitet. Einiges, was ich jetzt intuitiv in meiner eigenen Küche mache, habe ich in meinen Ferien bei Oma und Opa gelernt.

„Wie den Kuhstallgeruch aus Kärnten habe ich auch heute noch den Geruch des Schlachthofs in der Nase."

Aber ja, hin und wieder hat mich Opa auch mit zur Arbeit genommen. Das ergibt sich so, wenn auf dem Schlachthof gewohnt und gearbeitet wird. Ganz nüchtern betrachtet. Wie den Kuhstallgeruch aus Kärnten habe ich auch jetzt noch den Geruch des Schlachthofgebäudes in meiner Nase. Durch die weißen Hallen mit den Haken an der Decke bin ich oft gegangen. Und an Schlachttagen bekam ich auch schon mal mit, wie Kühe oder Schweine getötet wurden. Opa erklärte mir dann, dass die Tiere nichts spürten. Sie würden ja direkt mit einem Bolzenschussapparat betäubt und alles ginge ganz schnell. Keine Ahnung, offenbar reichte mir diese Erklärung damals, doch wenn ich heute darüber nachdenke, kann ich nicht mehr nachvollziehen, wie ich das als Kind so leicht wegstecken konnte. Aber ich wuchs damit auf und es gehörte eben zum Leben auf dem Schlachthof und den Ferien bei Oma und Opa. Die Erinnerungen gehen eher zurück an zwei Kälbchen, die ich mit meinem Cousin an einem Wochenende noch gefüttert und besucht hatte. Sie wurden bereits an einem Freitag in den Schlachthofstall gebracht und warteten auf den Montag. Ihren letzten Montag. Ich glaube, das Schicksal dieser Kälber war mir seinerzeit einfach nicht bewusst.

Der größte Schmerz, den ich heute als Veganerin spüre, ist, dass ich das Ganze nicht früher hinterfragt habe. Dabei liebte und liebe ich doch alle Tiere so sehr – damals wie heute. Wie kann es also in Ordnung sein, diese tollen Lebewesen zu töten? Wie konnte ich sie im Urlaub in Kärnten streicheln und in den Ferien bei den Großeltern zusehen, wie sie geschlachtet werden? Und dann mittags ein Schnitzel essen?

Natürlich gut: unser Sonnenacker in Bayern

Als ich mit 24 Jahren zum ersten Mal Mama wurde, wollte ich alles so natürlich wie möglich für mein Kind haben. Auch nach der Geburt unserer zweiten Tochter 20 Monate später ging es gleich nach einer Nacht im

Klinikum wieder nach Hause. Voll stillen, Babymassage, nur die wirklich nötigen Impfungen. Mit unserem homöopathischen Arzt waren wir da wirklich gut beraten. Und hatten ohnehin Glück: Unsere Kinder waren nie schwer krank, mussten nie ein Antibiotikum nehmen – und das ist in der heutigen Zeit fast ein Wunder.

Für ein paar Jahre hatten wir in der Nähe unseres Wohnorts sogar einen Sonnenacker. Ein Bauer stellte dort für rund 15 Familien Ackerfläche zur Verfügung und so konnten wir unser eigenes Biogemüse anbauen. Ein Traum! Und vor allem richtig schön, den Mädchen auch zeigen zu können, wie etwa Kartoffeln wachsen, dass sie nicht als Pommes aus der Tüte kommen. Aber von einem vegetarischen oder veganen Lebensstil waren wir zum damaligen Zeitpunkt noch weit weg. Ich dachte tatsächlich, Kinder brauchten Milchprodukte, um gesund groß zu werden. Fleisch aßen wir sowieso nicht viel, die typische Auffassung eben. Zu meiner heutigen Verwunderung hat nicht einmal mein Homöopath die Ernährung angesprochen, als meine kleine Tochter eines Tages eine Neurodermitis entwickelte. Vielleicht hätte uns der Verzicht auf mögliche Trigger wie Tomaten, Käse, Fisch, Erdbeeren, Zuckerzeug oder Salami schon weitergebracht, aber von einer Auslassdiät oder gar einer Ernährungsumstellung war nie die Rede. Was mir zeigt, wie wenig den Ärzt:innen damals präsent war, dass die Ernährung im Rahmen der Prävention und Therapie von Erkrankungen durchaus eine wichtige Rolle spielen kann. Da sind wir heutzutage erfreulicherweise schon weiter. Die Ernährungsmedizin erfährt immer mehr Aufmerksamkeit und Anerkennung – das zeigen nicht zuletzt so erfolgreiche Formate wie *Die Ernährungs-Docs*.

„Ich dachte tatsächlich, Kinder brauchten Milchprodukte, um gesund groß zu werden."

Auf das Thema Prävention bin ich durch meine ehrenamtliche Tätigkeit in einem Altersheim aufmerksam geworden. Die AOK hatte seinerzeit ein neues Programm zur Sturzprävention entwickelt und ich durfte zweimal wöchentlich die entsprechenden Gymnastikeinheiten für die Bewohner:innen anleiten. Dass Menschen sogar mit über 90 wieder fitter werden können und so viel Spaß an Bewegung haben, faszinierte mich sehr. So motiviert begann ich schließlich ein Fernstudium zur Präventologin in Hannover. Das ist nun schon etliche Jahre her und es war toll, so viel über Gesundheitspsychologie, Motivation, Stressbewältigung, Bewegung, Schlaf sowie Ernährungsformen und Ernährungsphysiologie zu lernen. Auch wenn die positiven Effekte eines pflanzlichen Lebensstils dort noch kaum thematisiert wurden.

Auf zu neuen Ufern in Down Under

2008 haben wir uns als Familie entschieden, Bayern zu verlassen und nach Australien zu ziehen. Der Plan war, dort für etwa 3 Jahre zu bleiben und dann eventuell noch nach Asien zu gehen. Tja, was soll ich sagen, aus 3 Jahren wurden gleich mal 10 und heute lebt unsere jüngere Tochter Franziska in Melbourne, Katharina in Berlin. Australien hat uns allen in jeglicher Hinsicht neue Perspektiven eröffnet. Wir haben viel gelernt, aber mussten uns ebenso manchen beruflichen und finanziellen Herausforderungen stellen. Nicht immer einfach, doch gleichzeitig ein guter Anlass, uns intensiver mit Themen wie Persönlichkeitsentwicklung und Mindset zu beschäftigen. So haben wir nicht nur einige Kurse, Masterminds, Coachings und Events besucht – nein, wir sind sogar bei Anthony Robbins in Sydney über glühende Kohlen gegangen! Auf diesem Weg der Weiterentwicklung begegnete uns letztlich auch die „China Study", ein wirklich bemerkenswertes Sachbuch von Prof. T. Colin Campbell und seinem Sohn Thomas M. Campbell über die vegane Ernährungsweise. Und nach dieser Lektüre war klar: Wir möchten kein Fleisch mehr essen und zudem so gut wie möglich auf Kuhmilch verzichten. So startete 2012 unsere Vorvegan-Phase.

„In Australien wird Fleisch gegrillt. Das ist Tradition, wie der sonntägliche Schweinebraten in Bayern Tradition ist. Und wer da nicht mitmacht, ist ganz schnell kein guter Kumpel mehr."

Die Umstellung war allerdings nicht ohne, denn in Australien wirft man nun mal Steaks, Würstchen oder gerne auch Kängurufleisch auf den Grill. Das ist Tradition wie in Bayern der Schweinebraten am Sonntag. Und speziell als Mann ist man ganz schnell kein „mate" (Kumpel) mehr, wenn man da nicht mitmacht. Aber weil es zumindest noch Fisch bei uns gab, kam Michael gerade so durch.

Den nächsten Schritt machte unsere ältere Tochter Katharina, die 2015 begann, sich mit den Auswirkungen der Massentierhaltung zu beschäftigen. Davon haben wir zunächst kaum etwas mitbekommen. Ich kann mich tatsächlich auch gar nicht erinnern, dass dies oft ein Thema war. Aber eines Tages sagte sie: „Ich bin jetzt vegan und esse auch keinen Fisch, keine Eier oder Milchprodukte mehr." Nun möchte man meinen, dass wir dafür großes Verständnis hätten haben sollen, aber im ersten Moment waren wir eher überfordert. Unser Fokus war die

Gesundheit. Die Qualen der Tiere waren noch nicht so auf unserem Radar. Es hatte einfach noch nicht geklickt und wir brauchten wohl unsere eigene Zeit dafür.

Ich hatte damals nicht einmal Verständnis für meine Tochter, für ihr Unwohlsein, wenn sie beim Metzger oder an einem asiatischen Markt vorbeiging. Da gab es von mir noch Sprüche wie „Jetzt stell dich doch nicht so an, wir kaufen ja dort nichts, wir gehen nur vorbei!". Heute weiß Katharina, dass mir mein damaliges Verhalten richtig leidtut und ich es jetzt so sehr nachvollziehen kann, wie sie sich in diesen Situationen gefühlt haben muss. Zum Glück sollte das Aha-Erlebnis für den Rest der Familie auch gar nicht mehr lange auf sich warten lassen.

Der vegane Durchbruch

Es war 2016, als wir von einer Europareise wieder zurück nach Australien kamen. Ich sah regelrecht wie ein Streuselkuchen aus. In Italien war es schwer, ganz auf Käse zu verzichten, und ich dachte mir, ein paarmal Käse auf der Pizza wäre schon nicht so wild. Aber mein Körper rebellierte und reagierte auf die Milchprodukte mit aufblühender Teenagerakne. Also schwor ich mir nach dieser Erfahrung, ab sofort alles Milchige wegzulassen. Und auf einmal lüftete sich auch der Schleier des Nichtsehenwollens. Langsam, aber doch. Ich hatte nun ein offenes Ohr für Katharinas Argumente und gemeinsam schauten wir uns Dokumentationen wie „Forks Over Knives" oder „Cowspiracy" an. Für meinen persönlichen Aha-Moment aber sorgte Melanie Joy mit ihrem *TedxTalk* über das System des Karnismus. An diese Situation kann ich mich noch genau erinnern. Ich saß auf unserer roten Couch in Melbourne und endlich ergab alles Sinn für mich. Oder anders: Plötzlich machte es überhaupt keinen Sinn mehr, tierische Produkte zu konsumieren. Ich verstand die Doppelmoral dahinter, dass wir Menschen denken, es sei in Ordnung, einige Tiere als Haustiere auf dem Sofa zu streicheln und gleichzeitig ein Salamibrot zu essen. Das haben wir so gelernt, so werden wir sozialisiert.

Hier war endlich mein Durchbruch! Nach ganzen 43 Jahren, in denen ich mich sogar jederzeit als besonders tierliebend bezeichnet hätte. An diesem Nachmittag auf dieser roten Couch sind sehr viele Tränen geflossen. Schmerzlich, aber auch sehr befreiend. Jetzt musste ich nur noch meinem Mann verständlich machen, warum auch ich fortan vegan leben wollte. Glücklicherweise war dies nicht schwer und er antwortete ganz gelassen: „Ich bin mir sicher, du zauberst uns weiterhin leckeres

Essen. Lass es uns probieren!" Es blieb also nur noch eine Herausforderung: Mein damaliges Onlinemagazin *ThermieLiving* richtete zwar den Fokus auf gesundes Kochen mit dem Thermomix, aber leider war zu dieser Zeit die Paleo-Küche sehr gefragt. Viele meiner Leser:innen liebten die Rezepte und Tipps von Paleo-Expert:innen. Ich befand mich somit in der Zwickmühle: Sollte ich den Kund:innen lieber weiterhin liefern, was sie gewohnt waren, oder dem eigenen Herzen folgen? Etwas naiv hoffte ich, meine Leserschaft ebenfalls von einem veganen Lebensstil überzeugen zu können. 14 Ausgaben und 14 Monate später musste ich jedoch einsehen, dass das nicht funktionierte.

Wir starten die Mission!

Mit dem Entschluss, vegan zu leben, saugte ich alle Informationen darüber auf wie ein Schwamm. Als ich noch das Magazin hatte, nutzte ich dies, um viele australische und auch amerikanische Expert:innen anzuschreiben und zu interviewen. Ich hatte sogar Melanie Joy auf dem Cover. Wir besuchten die Doku-Premiere von „What the Health" in Melbourne und es bestätigte sich immer mehr, wie förderlich ein vollwertig-pflanzlicher Lebensstil auch für unsere Eltern wäre. Ich war begeistert. Fundierte wissenschaftliche Erkenntnisse zur veganen Ernährung sind ohnehin so wertvoll und wichtig. Wissenschaftler:innen, die Studien zusammentragen, ihre Qualität bewerten, mit Vorurteilen aufräumen und in verständlicher Art und Weise Orientierung geben. So wie heute etwa Niko Rittenau.

„Uns war einfach nicht bewusst, dass es keine gute Idee ist, die Eltern missionieren zu wollen."

Weil Michaels und meine Eltern mit hohem Blutdruck, hohen Cholesterinwerten und auch Herzproblemen zu kämpfen haben, berichteten wir ihnen natürlich von allem, was wir inzwischen wussten, von all den positiven Effekten, die eine Ernährungsumstellung für sie haben könnte. Klar, das war alles schrecklich nett gemeint, doch – für uns etwas überraschend – wohl schwer anzunehmen. Uns war zu dieser Zeit einfach nicht bewusst, dass es keine gute Idee ist, die Eltern bekehren zu wollen. Sie fühlten sich gar nicht wohl dabei.

Ja, wir befanden uns zu dieser Zeit in einer veganen Phase, die die meisten Nichtveganer:innen echt schlimm finden: die Missionierphase.

Aber es waren unsere Verzweiflung und unser Schmerz, die uns antrieben: „Warum könnt ihr es nicht sehen? Wollt ihr denn nicht aktiv etwas für die eigene Gesundheit tun? Ihr liebt doch auch Tiere, oder? Und das Klima geht uns schließlich alle an!“ So überzeugend die Argumente auch sein mögen, nach einer Weile hatten wir es verstanden: Die seltene und wertvolle Zeit mit unseren Eltern können wir nicht mit bevormundenden Gesprächen verschwenden. Das bringt weder sie noch uns weiter, sondern verletzt im Zweifel beide. Was aber nicht heißt, dass wir aufgaben! Wir dachten, wenn sie uns nicht glauben, dann vielleicht anerkannten Ärzt:innen, die sich dem Thema Ernährung widmen. Also schenkten wir beiden Elternpaaren die deutsche Version von „How Not To Die“ von Dr. Michael Greger und leiteten ab und zu mal Links zu interessanten Artikeln und Videos weiter. Einen Versuch war es mindestens wert.

Die wichtigste Veganphase ist – das Loslassen

Die ersten 2 Jahre als vegan lebendende Menschlein konnten wir nur schlecht mit der Tatsache umgehen, dass unsere Eltern nicht auch postwendend auf Pflanzenkost umstellten. Oder es wenigstens versuchten. Immerhin hatten wir etwas gefunden, das zur Lösung ihrer gesundheitlichen Probleme beitragen könnte, wurden aber nicht gehört. So unsere Wahrnehmung und natürlich auch immer wieder die Frage nach dem Warum: „Ist es so schwer, einfach mal für ein paar Wochen zu testen, wie sich die rein pflanzliche Ernährung anfühlt?“ Nun sind wir wieder einige Jahre reicher an Erfahrungen und zu der Erkenntnis gekommen, dass es besser ist, loszulassen. Wir leben den veganen Lebensstil weiterhin vor, beweisen, dass wir nicht nur kurzzeitig einem Trend folgen, sondern gesund, glücklich und mit Genuss unterwegs sind. Ganz unaufgeregt. Wenn Familienfeste anstehen oder wir uns mit nicht veganen Freund:innen treffen, sprechen wir das Thema nach Möglichkeit gar nicht erst an. Dennoch habe ich das Gefühl, dass uns immer mehr Verständnis entgegengebracht wird. Wurden früher gerne noch demonstrativ große Mengen an Fleisch aufgetragen, bemühen sich heute sogar viele, für uns auch etwas Veganes zu kochen.

Manchmal spüre ich trotzdem das Unbehagen, das unsere reine Anwesenheit auszulösen scheint. Ich schätze, das kennen alle Veganer:innen: Dir wird immer ungefragt versichert, dass nur noch sehr selten Fleisch auf den Tisch kommt, dass dieses ausschließlich von vorbildlich gehaltenen Tieren stammt, die Eier von glücklichen Biohühnern und der Fisch selbstverständlich aus nachhaltigem Fischfang. Doch dann denkst du dir: „Super, aber warum überhaupt noch tierische Produkte konsumieren?“ An dieser Stelle muss ich mir freilich an meine eigene Nase fassen und mich fragen: „Wie lange habe ich gebraucht, um diese Dinge aus meinem Leben zu streichen?“ Ja genau, ganze 43 Jahre ... Und wenn tierische Produkte tatsächlich in besserer Qualität und in geringeren Mengen gekauft werden, ist das schon ein großer Schritt in die richtige Richtung und muss respektiert werden. Loslassen und ein gutes Vorbild sein ist das Einzige, was langfristig helfen kann. Für das eigene Handeln und die eigene Gesundheit ist jede:r selbst verantwortlich. Jede:r benötigt individuell viel Zeit, bis der Groschen fällt. Und wenn es nie klick macht, dann ist auch das in Ordnung – nur sehr schade.

Die Kategorie „untypisch vegan“

Bei jedem veganen Fest oder wenn ich zu einem Vegan-Treffen gehe, fühle ich mich irgendwie alt. Aus Interesse habe ich mal gegoogelt, wie alt denn der:die durchschnittliche Veganer:in ist. Und das Ergebnis hat mich dann auch nicht überrascht: Anfang/Mitte 20 soll sie sein – sie, weil wir es in dem Fall überwiegend mit weiblichen Wesen zu tun haben, sagt die bemühte Suchmaschine. Es ist also kein Wunder, dass sich speziell die etwas Älteren oft nicht so leicht mit diesem Lebensstil identifizieren können. Als Katharina vegan wurde, dachte ich, das sei eben modern unter den jungen Frauen. In den sozialen Medien teilen viele von ihnen, wie glücklich sie rein pflanzlich leben, und das inspiriert weitere. So entsteht ein gewisses Bild vegan lebender Menschen, klar.

„Es verwundert nicht, dass speziell die Gruppe Ü 40 etwas mehr Mühe hat, sich mit einem veganen Lebensstil zu identifizieren.“

Für mich gab es damals so grob fünf Kategorien für Veganer:innen: einmal wie beschrieben die jungen Instagram-Mädels; dann die Tierrechtsaktivist:innen, die man in den Städten demonstrieren sieht oder die zu Schlachthöfen fahren; weiter die „alten Ökos“ in Birkenstocks; dazu die totalen Sportfreaks, die unentwegt im Fitnessstudio an ihren Muskeln arbeiten; und schließlich die superschlanken Läufer:innen, die für einen Marathon trainieren. Ich möchte nicht falsch verstanden werden, all diese Gruppen sind super, aber ich persönlich passe nicht wirklich in eine der Kategorien. Muss ich auch nicht. Trotzdem habe ich mich gefragt: „Was ist, wenn nicht nur ich so denke? Was, wenn dies viele Menschen – besonders ab 40 – davon abhält, den ersten Schritt hin zu einer pflanzlichen Ernährung zu machen?“ Etwas alleine zu machen und nicht zu einer Gruppe zu gehören, ist immer schwieriger.

Hallo, Vintage-Veganer!

Nach 10 Jahren Australien in Berlin angekommen, lebten wir zwar in einer der weltweit besten Städte für Veganer:innen, doch selbst hier war es nicht ganz leicht, Gleichgesinnte zu treffen. Um Anschluss zu finden und neue Freundschaften zu knüpfen, ging ich auf die Suche nach veganen Gruppen. Ich war bei den *Vegan Entrepreneurs*, bei einem Treffen der Ernährungsberater:innen von *ecodemy* und habe mich erkundigt, wer so alles zum Stammtisch der Facebook-Gruppe Berlin vegan kommt. Durchweg sehr nette Leute, aber die meisten nicht unerwartet viel jünger als ich. So entschied ich mich kurzerhand, eine eigene Gruppe zu gründen: die Vintage-Veganer 43+.

Und siehe da, schon zum ersten Treffen, welches ich auf Facebook bei *Berlin vegan* geteilt hatte, kamen 12 Leute! Mittlerweile ist es eine bunt gemischte Truppe und wir hatten bereits Anfragen, ob man denn auch im zarten Alter von 42 zum Treffen kommen dürfe. Natürlich sind viele dabei, die aktiv etwas gegen das Tierleid tun. Wir waren schon gemeinsam auf Demos, beschäftigen uns mit Themen wie Nachhaltigkeit und Zero Waste ... und einen Lebenshof würden wir alle am liebsten sofort gründen. Aber wir sind dennoch Menschen, die auf den ersten Blick und in der Breite kaum in eine der genannten Kategorien fallen würden.

„In meinem Alter kann man eine Brücke zwischen den Generationen bilden.“

Was mich besonders freut: Auch nach unserer Entscheidung, Berlin im Frühjahr 2020 wieder zu verlassen, lebt der Stammtisch durch andere Vintage-Veganer:innen weiter. Und wenn du dich ebenso am besten in der Kategorie Vintage aufgehoben fühlst und einen veganen Treff in deiner Stadt schaffen möchtest: Nimm gerne Kontakt mit mir auf! Egal ob in Deutschland, Australien oder der Welt: Ein Ort der Begegnung für Gleichgesinnte ist eine große Bereicherung und Hilfe, auch und besonders in schwierigen Zeiten. Da man in meinem Alter oft beide Seiten miterlebt hat – als Elternteil eines vegan lebenden Kindes und als Kind nicht veganer Eltern –, kann man außerdem eine Brücke zwischen den Generationen sein. Mit gegenseitigem Verständnis und viel Liebe haben wir die Chance, immer mehr Menschen zu begeistern, sich rein pflanzlich zu ernähren.

Es tut sich was

Auch wenn unsere Familien unseren veganen Lebensstil nach so vielen Jahren immer noch etwas extrem finden, sehe ich trotzdem viele positive Änderungen. Meine Eltern zum Beispiel essen inzwischen sehr viele vegetarische Gerichte. Fleisch wird gar nicht mehr zubereitet. Lediglich wenn sie eingeladen sind oder essen gehen, gibt es vielleicht noch mal ein Schnitzel oder eine Bratwurst. Auch meine Schwiegermutter ist ganz süß, erzählt mir, dass sie jetzt fleißig vegane Rezepte sammelt, damit wir bei einem Besuch auch etwas zum Schlemmen haben. Dies sind Fortschritte, die ich sehr respektiere und – um es mit Katharinas Worten zu sagen – feiere.

Auch in unserem Freundeskreis gibt es immer mehr Leute, die sich inspirieren lassen. Ich habe tatsächlich das Gefühl, dass sich das Bewusstsein in der Bevölkerung langsam verändert. Spätestens seit Corona weiß jede:r, wie es in Schlacht- und fleischverarbeitenden Betrieben wirklich ausschaut, welch untragbare Zustände dort oft herrschen; auch Zoonose ist kein Fremdwort mehr. Die gesundheitlichen Vorteile einer vorwiegend pflanzlichen Ernährung werden immer häufiger thematisiert, ihre Relevanz für das Klima und nicht zuletzt auch im Hinblick auf das Tierwohl unterstrichen. All das ist heute Gegenstand der öffentlichen Diskussion, macht Zusammenhänge transparenter. Gut so.

Mit Herz und Herzhaftem

Mir persönlich ist klar geworden, dass ich meine vielen Jahre Erfahrung im Bereich der Prävention und Persönlichkeitsentwicklung, im Ernährungsumfeld sowie mit meinem Onlinemagazin und den Onlineevents für die Verbreitung des Veganismus nutzen muss. Vor allem meine Liebe zum Kochen, die mit dem pflanzlichen Lebensstil sogar noch gewachsen ist, sollte ich viel mehr teilen. Mit dem Projekt *Herzhaft vegan* möchte ich nun allen Interessierten den ersten Schritt hin zu einer pflanzenbasierten Küche leichter machen. Bekanntlich geht Liebe durch den Magen – und die Liebe zum Veganismus bestimmt auch.

Herzhaft steht übrigens nicht nur für pikantes, deftiges, würziges und gehaltvolles Essen. Es bedeutet auch, etwas entschlossen, beherzt, unerschrocken, mutig und verständig zu tun. Genauso sollte man jede Herzenssache angehen und rückblickend war ich wohl lange nicht herzhaft genug. Ich hatte eine Art Blockade und dachte: „Wie kann ausgerechnet ich den Menschen helfen?" Jetzt weiß ich, dass gerade mein spätes veganes Aha-Erlebnis Motivation und Inspiration sein kann. Vielleicht sehen durch meine Erlebnisse selbst die Eltern oder Großeltern von Luisa und anderen jungen Veganer:innen, dass ein pflanzlicher Lebensstil eine wirkliche Bereicherung ist. In jedem Alter.

„Gerade durch mein spätes Aha-Erlebnis gebe ich vielen Motivation und Inspiration. Das weiß ich jetzt und das ist das Beste, was ich tun kann."

Sowie ich meine Geschichte hier aufgeschrieben habe, wurde mir vieles noch bewusster. Selbstvorwürfe, Traurigkeit und oftmals auch Hilflosigkeit lassen sich jetzt leichter verarbeiten. Langsam fühlt es sich nicht mehr so schlimm an, dass ich nicht auch schon als 8-jähriges Mädchen vegan wurde. Ich verstehe mittlerweile viel besser, dass jeder Mensch seine Zeit braucht und seinen eigenen Weg gehen muss. Das Beste, was ich tun kann: eine Inspiration sein. Mit viel Liebe, Verständnis und durchaus auch herzhaft einen Lebensstil vorleben und -kochen, der ansteckend ist. Denn: Es ist nie zu spät für einen veganen Weg!

Andrea Alf

... hat es sich zur Aufgabe gemacht, die mittlere oder auch etwas ältere Generation für eine pflanzliche Ernährungsweise zu begeistern. Ihr Motto: „Es ist nie zu spät für einen pflanzlichen Weg!" Mit Veränderungen und Neuanfängen kennt sich Andrea übrigens aus: 2008 wanderte sie mit ihrer Familie nach Australien aus und verbrachte ganze 10 Jahre in Down Under. Dann ging es für 2 Jahre nach Berlin. Heute versuchen Andrea und ihr Mann, das Leben zwischen Australien und Deutschland aufzuteilen, denn eine ihrer Töchter blieb dem fünften Kontinent treu und wohnt seither in Melbourne, die andere in Berlin.

Die gelernte Industriekauffrau interessiert sich für alles, was einen gesunden Lebensstil ausmacht. So folgten Ausbildungen zur Präventologin, zum „Integrative Health Coach" und aktuell zur „Veganen Ernährungsberaterin" sowie zahlreiche Trainings und Events im Mindset- und Coachingbereich.

Mit diesem Know-how im Gepäck hat Andrea in Berlin den Stammtisch der Vintage-Veganer gegründet, um eine Plattform für vegan Interessierte über 40 zu schaffen. Zudem arbeitet sie mit Benita Cantieni, der Erfinderin der *Cantienica*-Methode („Körper in Evolution"), zusammen und übernimmt hier die Organisation sowie die Betreuung einiger Onlinetrainingsprogramme. Und: Seit Ende 2020 gibt es *Herzhaft vegan*. Dort teilt Andrea ihre große Leidenschaft für das pflanzliche Kochen und ihr Nomadenleben.

Mehr von und über Andrea

Website: herzhaftvegan.de

Facebook: HerzhaftVegan

Instagram: herzhaftvegan

LinkedIn: Andrea Alf

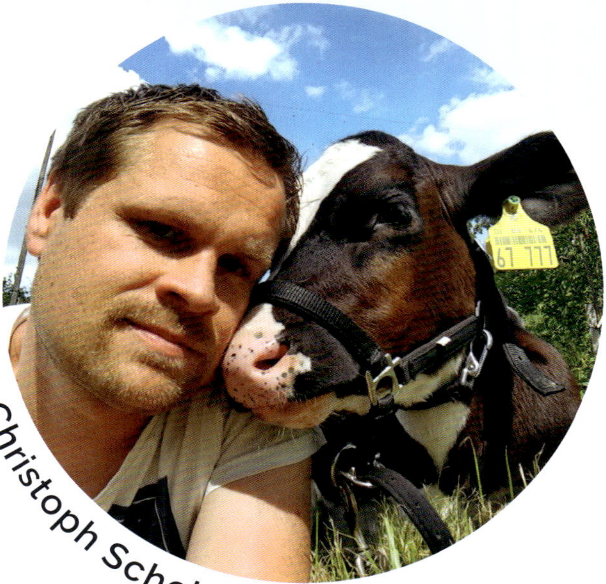

Christoph Scholz

Fünf Fragen an Christoph

Welche drei Wörter beschreiben dich am besten?
Vegan, zuverlässig, pragmatisch.

Wenn du ein Tier wärst, welches wärst du und warum?
Ich bin ja eins, der biologischen Systematik nach. Wenn ich ein nicht menschliches Tier wäre, dann vermutlich ein Rind. Ich fühle mich in der Gegenwart von Rindern sofort zu Hause und beruhigt – und glaube, das beruht sogar etwas auf Gegenseitigkeit.

Eine Sache, ohne die du nicht leben könntest?
Ketchup! Der kommt bei mir fast überall drauf.

Was ist das Schönste, das mal jemand über dich gesagt hat?
„Neben dir fühlt man sich einfach wohl."

Mit welcher berühmten Persönlichkeit würdest du gerne mal einen Kaffee trinken? Warum?
Mit dem Oscarpreisträger Joaquin Phoenix. Er ist für mich ein großes Vorbild, was seinen Aktivismus und seine Leidenschaft angeht; wie er ohne an die Konsequenzen zu denken jede Möglichkeit nutzt, sich schützend vor die Tiere zu stellen.

Mit Aktivismus gegen das Gefühl der Hilflosigkeit

Sobald wir der Logik und dem Herzen folgend unsere vegane Reise beginnen, sobald wir erkennen, welch wunderbare Welt vor uns liegt und wie einfach und erfüllend unser neu entdecktes Leben ist, beginnt für die meisten von uns auch eine sehr schmerzvolle Zeit. Das wohl Schwierigste am veganen Leben hat nämlich gar nichts mit persönlichem Verzicht zu tun. Es ist die kaum zu ertragende Erkenntnis, dass sich unser gesamtes Umfeld, trotz aller Bemühungen unsererseits, weiterhin an der milliardenfachen Ausbeutung unschuldiger Tiere beteiligt. Doch nicht nur das! Je verzweifelter wir versuchen, zumindest die uns am nächsten stehenden Menschen aufzuwecken, desto mehr sehen wir in den Abgrund: Wir werden verspottet, im besten Fall belächelt. Fassungs- und sprachlos werden wir mit den abstrusesten Rechtfertigungen beworfen, fühlen uns isoliert und hilflos. Doch wie kommt das? Und noch wichtiger: Was können wir dagegen tun? Meine ganz persönlichen Antworten auf diese beiden Fragen möchte ich hier mit all jenen teilen, denen es ähnlich geht und die sich nicht mit dem Gefühl der Hilflosigkeit abfinden wollen.

Vegetarisch und in Bioqualität – das ist sicher für alle das Beste!

„Iss Teewurst, da ist kein Tier drin, nur Tee!" Ich kann den Satz keiner bestimmten Person mehr zuordnen, aber diesen klugen Ratschlag erhielt ich tatsächlich, nachdem ich bereits als kleines Kind beschlossen hatte, keine Tiere essen zu wollen. Mit meiner Oma sprach ich mal einen Tag lang nicht mehr, weil sie eine Fliege erschlagen hatte, und von der Forelle, die im Campingurlaub vor meinen Augen noch im Eimer mit einem Elektroschock getötet wurde, bekam ich auch keinen Bissen herunter. Das sind alles Erinnerungen aus meiner frühesten Kindheit und wie bei so vielen Kindern wurde dieses Hinterfragen des vermeintlich Normalen keineswegs gefördert. Vielmehr waren die meisten wirklich froh, dass ich irgendwann – endlich! – doch wieder tierische Produkte aß und so aufhörte, diese Normalität durch mein Verhalten infrage zu stellen.

Und das tat ich auch sehr lange nicht mehr. In den folgenden Jahren hat Vegetarismus oder gar Veganismus absolut keine Rolle in meinem

Leben gespielt. Ich hab mir einfach null Gedanken gemacht und war, wie so viele, mit mir selbst beschäftigt. Bis ich mit 19 Jahren meine Frau Nadin kennenlernte, die damals einzige Vegetarierin in meinem Umfeld. Nadin lebte bereits seit ihrem 14. Lebensjahr ohne Fleisch oder Fisch und konfrontierte mich auf diese Weise nach etlichen Jahren auch das erste Mal wieder mit dem Thema „Tiere essen". Nur hat selbst das nicht dazu geführt, dass ich davon Abstand genommen hätte, tote Tiere in mich hineinzustopfen.

„Rückblickend habe ich so ziemlich jeden Irrweg genommen, von dem ich die Leute heute als Tierrechtsaktivist fernzuhalten versuche."

Bis ich mich entschied, es nun vegetarisch zu versuchen, sollten noch gut 6 Jahre vergehen. Eine verdammt lange Zeit, wenn man ehrlich ist. Ich weiß heute auch gar nicht mehr so genau, was der Auslöser dafür war – ich glaube, ich wollte einfach nicht mehr für den Tod von Tieren verantwortlich sein. Und war mir die nächsten 4 Jahre absolut sicher, dass ich mit meiner vegetarischen Lebensweise genau das nicht mehr bin! Nadin und ich wohnten zu dieser Zeit bereits zusammen und wir waren beide überzeugt, das Beste für die Tiere zu tun, indem wir sie schlicht nicht mehr essen. Klingt ja auch irgendwie logisch. Zudem achteten wir bei Milch und Eiern darauf, dass nur das Bioprodukt im Einkaufswagen landete – alles perfekt, oder?

Rückblickend habe ich damit so ziemlich jeden Irrweg genommen, von dem ich die Leute heute als Tierrechtsaktivist fernzuhalten versuche. Sich daran immer mal wieder zu erinnern – „Ich bin nicht als Veganer:in vom Himmel gefallen!" –, ist wirklich wichtig, denn es fördert das Verständnis für unsere Mitmenschen und gibt nicht zuletzt Hoffnung. Die „vegane Amnesie', wie der *ProVeg*-Mitgründer Tobias Leenaert dieses Phänomen nennt, die uns gerne komplett vergessen lässt, dass auch wir eine Entwicklung durchgemacht haben, kann nicht nur für unser Umfeld, sondern ebenso für uns selbst äußerst frustrierend sein.

… aber wo kommt eigentlich die Milch her?

Die nächsten 4 Jahre lebten wir nun also zufrieden vegetarisch vor uns hin: kein Fleisch, keinen Fisch, am Wochenende das Ei von den glücklichen Hühnern und am Abend den Ofenkäse aus Weidemilch, die die

Kühe, denen es so gut geht auf dem kleinen Bauernhof nebenan, ja sowieso geben. Doch dann stieß ich durch Zufall auf einen Artikel, der die Mär von den glückseligen Tieren auf dem mit viel Liebe geführten Bauernhof komplett auf den Kopf stellte. Es war nicht einmal die Schilderung eines Horrorszenarios aus dem Schlachthof, die mich damals so sehr beeinflusst und mich mit offener Kinnlade zurückgelassen hat. Es war schlicht die Frage einer Enkelin an ihre Großmutter: „Oma, wo kommt eigentlich die Milch her?" Ich weiß noch, dass ich mich gefragt habe, wie daraus ein zweiseitiger Artikel werden konnte – eine Kuh wird gemolken, was sonst?!

„Dass eine Kuh ein Kalb bekommen muss, damit sie Milch gibt, hatte ich mir bis dahin nie klargemacht … und kam mir selten so doof vor wie in diesem Moment."

Doch diese Frau hat es sich nicht so leicht gemacht und ihrer Enkelin die ganze Geschichte erzählt. Angefangen damit, dass Kühe keine Milch geben, weil sie Kühe, sondern weil sie Mütter sind. Sie tragen ihr Kuhkind 9 Monate aus und geben natürlich auch erst nach der Geburt Muttermilch. Ich glaube, ich bin mir selten so doof vorgekommen wie in diesem Moment. Immerhin studierte ich zu dem Zeitpunkt bereits ein naturwissenschaftliches Fach und hatte dennoch nie wirklich verinnerlicht, dass eine Kuh ein Kalb bekommen muss, damit sie Milch gibt. Hätte ich es verinnerlicht, wäre ich mit Sicherheit auch auf die Idee gekommen, dass die Kälbchen von ihrer Muttermilch natürlich nichts haben, damit der Profit nicht geschmälert wird.

In dieser Geschichte wurde sehr viel über Mutterliebe gesprochen und darüber, wie verzweifelt die Kühe oft versuchen, ihre neugeborenen Kälber vor den Bäuerinnen und Bauern zu verstecken, damit sie ihnen nicht schon wieder weggenommen werden. Und schließlich stand dort auch, dass es kein Happy End für Milchkühe und erst recht nicht für die männlichen Kälber gibt. Unsere wunderschöne Wunschvorstellung, dass für uns als Vegetarier:innen keine Tiere getötet werden, war damit schneller zerstört, als ein Kälbchen mit dem Schwanz wackeln kann. Sie alle werden getötet! Niemand überlebt dieses ausbeuterische System. Auch nicht, wenn ein Biosiegel draufklebt. Das wurde mir jetzt erst so richtig bewusst.

Eine Lektüre mit Folgen

Wie ich überhaupt auf dieses Buch aufmerksam geworden bin, kann ich heute nicht mehr sagen, aber tags darauf habe ich mir „Artgerecht ist nur die Freiheit" von Hilal Sezgin gekauft und tatsächlich in einem Rutsch durchgelesen. Ich war wie im Rausch und egal ob im Zug oder anschließend in der Uni, dieses Buch hatte mich komplett in seinen Bann gezogen. Hilal Sezgin analysiert darin unser Verhältnis zu Tieren, unsere aussichtslosen Versuche, die Ausbeutung fühlender Individuen als ethisch vertretbar erscheinen zu lassen – und zerlegt diese Stück für Stück mit gnadenloser Logik. Mit der letzten Seite fertig, war ich Veganer. Es fühlte sich an, als wäre ich aus einem Traum aufgewacht, in dem doch noch alles einen Sinn ergab, danach aber nur Fassungslosigkeit übrig blieb. Fassungslosigkeit, dass ich so lange nicht selbst darauf gekommen war, und Fassungslosigkeit darüber, was wir als Spezies den anderen Tieren auf dem Planeten Tag für Tag antun.

„Man isst vegetarisch, aber man lebt vegan."

Meine Frau zeigte sich anfangs etwas skeptisch, aber durch ein Vorwort zu einem veganen Kochbuch war sie auch selbst schon ins Grübeln gekommen, unabhängig von mir. Und so passierte es: Exakt am 1. Mai 2014 entschieden wir gemeinsam, von nun an vegan zu leben. Zunächst flogen alle tierischen Lebensmittel aus dem Haus und wurden zu meiner Schwiegermutter verfrachtet. Im Anschluss mussten auch Reinigungs- und Kosmetikartikel dran glauben, die nicht frei von tierischen Bestandteilen oder im Tierversuch getestet waren. Einerseits gingen wir in dieser Zeit richtig darin auf und es schweißte uns noch mehr zusammen, andererseits erschlug uns die schiere Menge von Produkten, in denen sich Tierausbeutung versteckt.

„Man isst vegetarisch, aber lebt vegan." Damit brachte es meine Frau auf den Punkt, denn an diesem Satz ist so viel Wahres dran – was ich damals gar nicht in Gänze überblickte. Wir waren ja noch vegane Newbies und über Tierrechte oder Aktivismus habe ich mir seinerzeit keine Gedanken gemacht. Aber bereits an diesem Punkt spürten wir beide, dass vegan zu leben keine Art von Diät ist. Es ist die vollumfängliche Anerkennung der eigenen Werte und die Ablehnung von Gewalt gegenüber und Ausbeutung von Tieren in allen Situationen des Lebens. Es ist die Miteinbeziehung der Bedürfnisse anderer Bewohner:innen dieses wunderschönen Planeten in jede Entscheidung des Lebens. Dies erweitert das Bewusstsein so sehr und verändert das Leben so grundlegend, dass es kaum in Worte zu fassen ist, welche Metamorphose wir gerade in den ersten Monaten unseres veganen Lebens durchmachten.

Unsere kleine vegane Welt

In unserer kleinen veganen Welt fühlten wir uns immer wohler. Wir fanden neue Produkte, neue Rezepte und es machte einfach alles so viel Spaß. Je mehr wir uns damit beschäftigten, desto mehr lernten wir über die positiven Auswirkungen auf unsere Gesundheit, unseren Planeten und einfach auf so ziemlich jeden Aspekt unseres Lebens. Und klar, wir konnten es kaum erwarten, unseren Familien und Freund:innen davon zu erzählen! Ganz sicher würden sie dieser Logik folgen, würden ebenso all die Grausamkeit erkennen, die hinter tierischen Produkten steckt, und die Vorteile der pflanzlichen Ernährung sehen. Ihnen fehlen bisher sicher nur Informationen. Informationen, die wir ihnen jetzt geben können – und dann ist die Entscheidung für eine vegane Lebensweise alternativlos. Oder so ...

„Je verzweifelter wir versuchten, auch unser Umfeld von der veganen Message zu überzeugen, desto weniger schien es zu funktionieren."

Doch genau in diesem Moment fing es an wehzutun, denn viel falscher hätten wir nicht liegen können. Je verzweifelter wir versuchten, die Menschen in unserem Umfeld mit Argumenten und Erklärungen von der veganen Message zu überzeugen, desto weniger schien es zu funktionieren. Auf einmal machten sich Freund:innen Sorgen um unsere Gesundheit und verwandelten sich über Nacht in Ernährungsexpert:innen. Kommiliton:innen, mit denen ich vorher über jegliche wissenschaftliche Publikation sprechen konnte, ignorierten auf einmal vollkommen die Faktenlage und Artikel, die ich ihnen zusendete.

Auf einen dieser Artikel wurde mir wortlos mit einem Interview von *Spiegel Online* „geantwortet", in dem jemand auf absurde, unwissenschaftliche und offensichtlich manipulative Art und Weise die positiven gesundheitlichen Effekte von Kuhmuttermilch auf den menschlichen Organismus zu belegen versuchte – vergeblich. Ich bin mir sicher: Bei keinem anderen Thema wäre das auch nur ansatzweise denkbar gewesen. Und als ich nachfragte, wieso ich auf einen im Peer-Review-

Verfahren geprüften wissenschaftlichen Artikel statt einer diskussionswürdigen Antwort das Geschwurbel eines von Milchkonzernen gekauften Lobbyisten in einem Onlinemagazin bekomme, hieß es nur: „Lass uns am besten nicht mehr über dieses Thema sprechen."

Der Karnismus – eine Ideologie, gegen die man nur schwer ankommt

Wow ... also damit hatte ich wirklich nicht gerechnet. Unser Gegner war eine mächtige und weltweit dominante Ideologie, deren Namen wir zu dieser Zeit nicht einmal kannten und der wir komplett blauäugig ohne geeignete Waffen (nein, Informationen und Logik allein sind leider keine geeigneten Waffen, wie wir schmerzlich erfahren mussten) entgegentraten: der Karnismus. Diesen Begriff hat die Psychologin Dr. Melanie Joy geprägt und er beschreibt sozusagen das Gegenteil von Veganismus. Der Karnismus ist ein leider hervorragend funktionierendes System von Überzeugungen, eine Gewalt legitimierende Grundhaltung, nach der wir bestimmte Tiere essen und ausbeuten dürfen, ganz wie es uns gefällt. Und diese Ideologie kann nur aufrechterhalten werden, wir als Gesellschaft bestimmte Tiere als sogenannte Nutztiere entwerten, wir ihnen ihre Persönlichkeit wie ihre Bedürfnisse absprechen und damit tierische Produkte legitimieren. Nur so ist es möglich, unser Konsumverhalten als normal, natürlich und/oder notwendig zu betrachten.

„Das alles ist nicht leicht zu ertragen, insbesondere wenn einem die Psychologie hinter dem Karnismus und die daraus resultierenden Abwehrmechanismen nicht bekannt oder bewusst sind."

Dem Karnismus sei Dank zweifeln wir all das nicht an. All das ist uns von klein auf so beigebracht worden und wir werden uns hüten, es zu hinterfragen. Weil wir genau wissen, dass es bei näherer Betrachtung keinen Bestand haben wird, und dann zugeben müssten, dass unsere Art zu leben gegen die eigenen Werte verstößt. Diesen unliebsamen Gefühlszustand bezeichnet man als kognitive Dissonanz und die muss mit aller Kraft vermieden werden. Nun gibt es aber Situationen, in denen diese Abwehrmechanismen auf dem Prüfstand stehen. Beispielsweise wenn uns jemand begegnet, der sich mit pflanzlicher Kost bester Gesundheit erfreut. Das bis dato Normale, aber vor allem das vermeintlich Notwendige gerät dann stark unter Beschuss – und wir feuern zurück.

Oft gegen den vegan lebenden Menschen, der vielleicht noch nicht mal ein einziges Wort gesagt hat.

Besonders schmerzlich ist das, wenn es um den engsten Freundeskreis oder sogar die eigene Familie geht. Von diesen Menschen haben wir doch gelernt, was gut und was böse ist. Alle Werte, die wir in uns tragen, haben uns unsere Lieben vermittelt und vorgelebt. Das war bei mir nicht anders und nun bezeichneten mich Familienmitglieder sogar als Sektenanhänger und griffen mich persönlich an. Mein gesamter Lebensstil wurde quasi mit der Lupe untersucht, in der Hoffnung, irgendwo etwas zu finden, das noch schlimmer ist, als Tiere auszubeuten. Und dann natürlich der Klassiker: Ist er nicht auch ein kleines bisschen inkonsequent, nutzt er nicht doch tierische Produkte? Wenigstens einen uralten Ledergürtel?

Das alles ist nicht leicht zu ertragen, insbesondere wenn einem die Psychologie hinter dem Karnismus und die daraus resultierenden Abwehrmechanismen nicht bekannt oder bewusst sind. Doch ich kann jedem vegan lebenden Menschen nur sehr raten, sich mit diesen auseinanderzusetzen. Nicht nur, weil wir unsere Mitmenschen dadurch besser verstehen und weniger enttäuscht von ihnen sind, sondern auch, weil wir dieses Wissen einsetzen können, um anderen den Spiegel vorzuhalten. Um ihnen zu zeigen, dass sie gerade nicht rational und nach ihren eigenen Werten handeln, sondern lediglich diese schreckliche Ideologie aus ihnen spricht und sie sich klassischer Abwehrmechanismen bedienen. Das kann erstaunlich kraftvoll sein und unterbricht die Spirale des gegenseitigen Diskreditierens in vielen Fällen.

Mein Rezept gegen die Ohnmacht

Ich bin mir sicher, dass diese Erlebnisse allen vegan lebenden Menschen in der einen oder anderen Form bekannt sein dürften. Dieses Gefühl der Hilflosigkeit, der Machtlosigkeit und des Unverständnisses kann dazu führen, dass wir uns zurückziehen, aufgeben oder gar unglücklich werden und depressive Phasen erleben. Auch ich habe genau diese Erfahrungen gemacht, bis ich eines Tages den Entschluss fasste, an einer Tierrechtsaktion teilzunehmen. Ich wollte endlich etwas verändern und das schien mir zum damaligen Zeitpunkt im privaten Umfeld einfach nicht möglich. Zu viel Energie war schon in diese Versuche geflossen, zu viele Rückschläge hatte ich erlebt.

Meine erste Aktion sollte eine stille Mahnwache sein und so entschied ich mich für den „National Animal Rights Day 2017“ in Frankfurt. Ich war wirklich aufgeregt und darum extra schon eine halbe Stunde vor Beginn an der Konstablerwache. Dort bekamen wir unsere T-Shirts und jede:r ein Bild von einem Opfer der Tierausbeutungsindustrie – in meinem Fall war das ein Schwein, dessen hilfesuchender Blick mir die Tränen in die Augen schießen ließ. Für dieses Schwein stand ich also hier und mit mir so viele Menschen, denen es genauso ging und die das Gleiche antrieb. Auf einmal war ich umgeben von Veganer:innen und fühlte mich nicht mehr so allein in dieser verrückten Welt.

„Diese stille Aktion war lauter und eindringlicher, als ein Schrei je sein könnte."

Wir stellten uns alle auf dem großen Platz auf und hielten stumm die Bilder derer in unseren Händen, die den Preis für unser Normal, Natürlich und Notwendig zahlen müssen. Wir zeigten den Menschen auf der Straße, dass es eben nicht akzeptabel ist, andere Lebewesen auszubeuten, nur weil wir die Macht dazu haben – auch wenn es vielleicht derzeit in unserer Gesellschaft normal sein mag. Die Kraft, die von so einer Aktion ausgeht, war nicht nur für uns förmlich greifbar, sie wirkte auch auf alle, die uns dort haben mahnend stehen sehen. Ganz ruhig. Ohne Parolen. Ohne Schreien. Und dennoch lauter und eindringlicher, als jeder Schrei hätte sein können.

Wenn stiller Protest die Herzen berührt

Kurz darauf bekam ich eine Einladung zu einer weiteren Tierrechtsaktion, dem „Cube of Truth", einer ebenfalls stillen Demonstration, deren Bild viele sicher schon kennen: schwarz gekleidete Aktivist:innen, die allein durch ihre auffälligen weißen Guy-Fawkes-Masken die Aufmerksamkeit auf sich ziehen. Sie stehen in einer geschlossenen Würfel-Formation zusammen – daher der Name der Aktionsreihe – und präsentieren Videomaterial, das zeigt, wie die Tierausbeutungsindustrie wirklich funktioniert, welche grausame Wahrheit hinter den Mauern liegt. Auf Passant:innen, die durch längeres Verweilen vor den Bildschirmen Interesse signalisieren, gehen dann Aktivist:innen einer zweiten Gruppe zu, die sogenannten Outreacher. Sie möchten den Menschen im 1:1-Gespräch auf empathische Art und Weise begegnen, um ihre Herzen zu öffnen und sie für einen Moment aus dem karnistischen System herauszuholen. Sie mit Informationen versorgen und ihnen Wege aufzeigen, wie sie im Einklang mit ihren eigenen Werten zu einem veganen Lebensstil finden können.

Offen gestanden hatte ich anfangs keine genaue Vorstellung von dieser Aktion, aber das bestimmte Gefühl, dass ich es ausprobieren sollte. Die Möglichkeit, das ganze Geschehen geschützt durch die Maske hautnah zu erleben und gleichzeitig einen wichtigen Beitrag zu leisten, faszinierte mich sehr. Auch wenn ich mir zu diesem Zeitpunkt nie hätte vorstellen können, selbst mal solche Gespräche mit wildfremden Menschen zu führen – genau das hatte ja im privaten Umfeld nie funktioniert.

„Menschen, die eben noch die abenteuerlichsten Gründe vorbrachten, warum wir alle doch tierische Produkte benötigen, rannen nach 20 Minuten die Tränen herunter."

Mein erster Cube fand dann mitten auf der Frankfurter Zeil am Brockhausbrunnen statt. Ich erhielt meine Maske, stellte mich mit meinem Laptop auf den Armen in die Formation und fühlte mich sofort wieder am richtigen Platz. Dort Seite an Seite mit Menschen zu stehen, die ähnliche Erfahrungen gemacht haben, deren Weg sie auch genau hierhin geführt hat und die ihre Freizeit dafür verwenden, Tieren zu helfen, war überwältigend. Und wurde nur noch von dem Gefühl tiefer Rührung und Dankbarkeit getoppt, wenn jemand durch die Gespräche bewegt direkt vor meiner Nase anfing zu weinen, eine Infokarte nahm und versicherte, von nun an vegan zu leben. Hätte ich es nicht mit meinen eigenen Augen gesehen, ich hätte es nicht glauben können! Menschen, die eben noch die abenteuerlichsten Gründe vorbrachten, warum wir weiterhin tierische Produkte benötigten, rannen 20 Minuten später die Tränen herunter.

Nach 2,5 Stunden im Cube tat mir alles weh. Der Rücken, die Beine und vor allem die Arme, zumal mein Laptop nicht gerade ein Leichtgewicht war. Obwohl ich jederzeit hätte ausgewechselt werden können, sagte ich mir, dass diese Schmerzen nichts im Vergleich zu dem sind, was die Tiere Tag für Tag erleiden müssen. Ich fühlte mich auf einmal noch mehr mit ihnen verbunden und blendete meine eigenen Befindlichkeiten komplett aus, fast wie in Trance. Als alles vorbei war, gab es noch ein Gruppenfoto, wir verabschiedeten uns und ich wusste im Moment: Das ist meine Aktionsform!

Mit Leidenschaft für die vegane Sache

Etwa ein Jahr später begann ein weiteres Kapitel, das mein Leben ganz schön auf den Kopf stellen sollte. Die damalige Organisatorin der Frankfurter Cubes übergab mir die Leitung der Ortsgruppe und auf einmal war ich nicht mehr nur einmal im Monat dabei, sondern verantwortlich für die Aktionen. Dass dies quasi ein zweiter Vollzeitjob ist, erkannte ich recht schnell, aber es ist einer, der mir extrem viel Freude bereitet und in den ich all meine Leidenschaft lege. Mittlerweile ist unsere Gruppe stark gewachsen, wir investierten in besseres Equipment, führen auch unter der Woche Aktionen durch und für den harten Kern sind diese Termine fester Bestandteil ihres Lebens. Das schweißt unglaublich zusammen und *AV: Frankfurt*, also *Activists for the Victims Frankfurt*, ist für viele von uns eine zweite Familie, die wir liebevoll Vamily nennen.

„Ich bin überzeugt, dass in jedem Menschen der Wunsch steckt, das Richtige zu tun."

Es ist noch immer schwer zu beschreiben, was in mir vorgeht, wenn ich auf der Straße mit wildfremden Menschen spreche und diese Verwandlung sehe – es gibt einfach nichts Vergleichbares. Ich kann heute jedoch sagen, dass mir genau diese Erlebnisse den Glauben in die Menschheit zurückgegeben haben. Ich bin inzwischen überzeugt davon: In jeder:jedem steckt der Wunsch, das Richtige zu tun. Wir alle wollen nach den eigenen Werten leben – gewaltfrei und ohne andere auszubeuten. Gewissermaßen sind die Menschen im Herzen bereits vegan, allein ihr Handeln passt noch nicht dazu. Nur deshalb funktionieren diese Gespräche und nur deshalb glaube ich fest daran, dass wir eine vegane Welt erreichen werden. Menschen verändern sich, wenn sie bereit dazu sind, und nicht, weil wir es wollen.

Wen die Wahrheit bewegt, der wird sich auch bewegen wollen

Das war eine enorm wichtige Erkenntnis für mich und sicher hilft diese Erkenntnis auch vielen anderen, die gerade alle Register ziehen, um die beste Freundin, die Mutter, den Bruder oder eine andere nahestehende Person vom veganen Lebensstil zu überzeugen. Alleine dadurch, dass wir dieses Ziel verbissen verfolgen, wird es nicht Realität. Ganz im Gegenteil: Je verzweifelter wir werden, desto mehr Verzweiflung strahlen wir auch unbewusst aus und desto weniger wird es funktionieren. Wir werden ungeduldig, vielleicht sogar unfreundlich, distanzieren uns von den Menschen, die wir ja eigentlich so sehr mögen und auf die wir positiven Einfluss nehmen möchten. Und wir sind enttäuscht. Enttäuscht darüber, dass es trotz dieser oder jener Information nicht Klick gemacht hat. Enttäuscht, weil sie einfach nicht sehen wollen, wie wichtig uns die vegane Lebensweise für alle ist und wie sehr die Tiere leiden. Wir fragen uns vielleicht sogar, ob wir überhaupt noch mit diesen Menschen Kontakt haben wollen.

Solche Situationen kennen wir alle und wir alle haben vergleichbare Erfahrungen gemacht. Doch jetzt kommt die gute Nachricht: Wir können etwas tun – nur anders! Nicht indem wir vehement darauf drängen, dass Menschen vegan werden, sondern indem wir ihr Bewusstsein schärfen und sie selbst erkennen lassen, dass sie sich nie rational dafür entschieden haben, Tiere auszubeuten. Dass sie in das karnistische System hineingeboren wurden und gerade Taten verteidigen, die auch mit ihren Werten nicht im Einklang stehen. Dass sich der Hund, den sie so lieben, und die Kuh, die den Stempel Nutztier aufgedrückt bekommt, nicht im Geringsten in ihrer Leidensfähigkeit, ihrem Spieltrieb, ihrer sozialen Kompetenz oder der Liebe zu ihrer Familie unterscheiden. Und nicht zuletzt, dass die Verantwortung für eine Tat nicht verschwindet, nur weil wir sie in Auftrag geben, statt sie selbst auszuführen.

Neue Perspektiven für eine neue Welt

Ist dieses Bewusstsein gewachsen und sind die Menschen bereit, ihren Lebensstil zu ändern, können wir ihnen auch Ängste nehmen und Wege aufzeigen. Sei es die Angst vor Mangelernährung oder die Befürchtung, nun für den Rest des Lebens auf den Geschmack des geliebten Camemberts verzichten zu müssen. Der Mensch ist ein Gewohnheitstier und die Angst vor Veränderung tief in uns verankert. Zudem sind Sorgen wie Bedenken sehr individuell und es ist wichtig, sie alle gleichermaßen ernst zu nehmen, auch die uns marginal erscheinenden Gründe.

Veränderung lässt sich nicht durch Druck oder Vorwürfe erreichen und leider werden Gespräche im privaten Umfeld sehr schnell emotional und persönlich. Gelingt es nicht, mit nahestehenden Personen ein gutes Gesprächsklima zu schaffen, ist es oft besser, erst mal von weiteren Versuchen abzusehen. Wenn wir stattdessen eine eindrucksvolle Dokumentation, ein informatives Buch, einen lebendigen Vortrag oder ein Gespräch mit einer neutralen Person empfehlen, nehmen wir uns selbst aus der Schusslinie und rücken gleichzeitig das eigentliche Thema wieder in den Fokus. All diese Dinge können dann einen wesentlich effektiveren Beitrag leisten, indem sie andere Perspektiven und Argumente ins Spiel bringen. Persönliche Vorhaltungen führen hingegen lediglich dazu, dass mein Gegenüber die gelernten Verteidigungsmechanismen auspackt, sich diese verfestigen und die Distanz wächst.

„Sich schützend vor die Tiere zu stellen und sich aktiv für sie einzusetzen, ist die logische Weiterführung des veganen Gedankens."

Als Tierrechtsaktivist:innen stehen wir entschlossen an der Seite der Tiere, aber auch Seite an Seite mit Menschen, die sich nicht länger hilflos fühlen müssen. Wir bauen Netzwerke und bilden uns weiter, auch im Hinblick auf andere Unterdrückungsformen. Wir verbessern unsere Kommunikation, werden selbstbewusster und empathischer. Wir treten Tag für Tag einen weiteren Schritt aus unserer Komfortzone heraus und erreichen damit jedes Mal etwas mehr für die Welt – aber auch für uns selbst. Sich aktiv für andere einzusetzen, lässt den veganen Weltschmerz nicht vollständig aus unserem Leben verschwinden, doch er wird sich nur noch selten zeigen. Und wir wissen stets, dass wir ihm nicht hilflos ausgeliefert sind, denn: Wir selbst sind die Veränderung!

Christoph Scholz

… ist promovierter Medizinalchemiker und hat sich im Rahmen seiner Dissertation intensiv mit der Bekämpfung degenerativer Erkrankungen wie der Alzheimer-Demenz und Krebs beschäftigt. Wie stark die jeweilige Ernährungsweise unsere Gesundheit beeinflusst und wie leicht wir mit pflanzlich-vollwertiger Kost dazu beitragen können, unser Risiko für diese und weitere Zivilisationskrankheiten zu senken, wurde ihm vor allem bewusst, als er sich vor nunmehr 7 Jahren entschloss, künftig vegan zu leben.

Dabei war Christophs Entscheidung zunächst allein ethisch motiviert und der Einsatz für Tierrechte von Beginn an eine Herzensangelegenheit für ihn. Er ist Aktivist und Mitgründer der Tierrechtsorganisationen *Activists for the Victims e. V.* sowie *Be the Voice*. Zudem leitet Christoph die Frankfurter Ortsgruppe der *Activists for the Victims* und hält an Schulen und Universitäten Vorträge über Veganismus und Tierrechte.

Mehr von und über Christoph

Website: activistsforthevictims.de

Facebook: ActivistsForTheVictims

Instagram: activistsforthevictims

YouTube: youtube.com/c/bethevoice

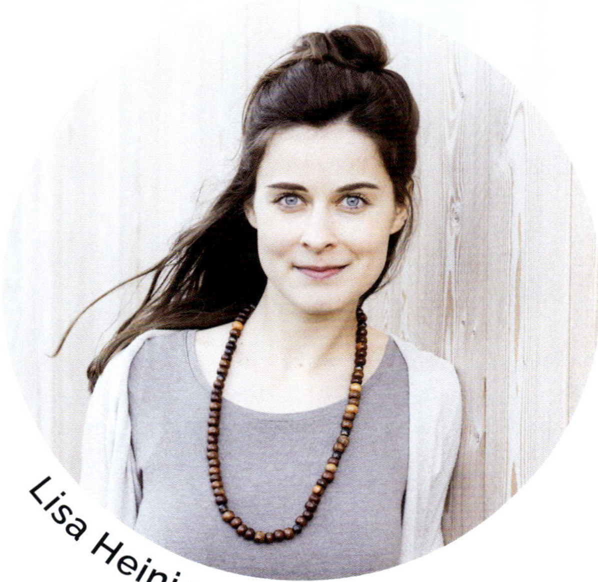

Lisa Heinig

Fünf Fragen an Lisa

Welche drei Wörter beschreiben dich am besten?
Empathisch, sensibel, verspielt.

Wenn du ein Tier wärst, welches wärst du und warum?
Ein weißes Einhorn aus der Lichtwelt, das nur von unbescholtenen Wesen und kleinen Kindern gesehen werden kann, denen es auf ihrem Lebensweg zu Selbstvertrauen, Mut und Entschlossenheit verhilft.

Eine Sache, ohne die du nicht leben könntest?
Mein Kühlschrank ist unentbehrlich – wo sollte sonst das ganze Obst und Gemüse hin?

Was ist das Schönste, das mal jemand über dich gesagt hat?
„Ich liebe dich so, wie du bist. Egal ob ungeschminkt, mit zerzausten Haaren und Augenringen, launisch und wütend auf mich oder mit mir tanzend in deinem Lieblingskleid."

Mit welcher berühmten Persönlichkeit würdest du gerne mal einen Kaffee trinken? Warum?
Geneen Roth, die Bestseller wie „Women Food and God" geschrieben hat. Mit ihr würde ich mich gerne bei einer guten Tasse Kaffee über ihre Coaching- und Therapieansätze für den Weg zurück zu einem entspannten Essverhalten austauschen.

Gelebtes Bewusstsein, geöffnetes Herz

Tiere hatten in meinem Leben immer einen festen Platz, solange meine Erinnerung zurückreicht. Sie waren Teil der Familie, wurden umsorgt und geherzt, allen voran unsere Katzen Bienchen und Mauzi. Schaue ich aber noch genauer und ganz unverblümt hin, ging es nicht für alle unsere Tiere so kuschelig zu. Es gab eine klare Differenzierung: Die einen waren nur zum Streicheln und Liebhaben da, die anderen wurden irgendwann getötet und verspeist. Das brachte mich schon sehr früh in Konflikt mit meinem Gewissen und doch sollte es Jahre dauern, bis ich mein Bewusstsein aktiv leben und damit dem Veganismus mein Herz öffnen konnte.

Von Kuscheltieren und anderen Tieren

Meine erste große Liebe war: eine Katze. Ich muss etwa 4 Jahre alt gewesen sein, als Mauzi plötzlich miauend in unserem Garten auftauchte. Vermutlich hatte jemand diese schöne getigerte Samtpfote ausgesetzt und für meine Eltern stand sofort fest, dass Mauzi nun Mauzi heißt und ab jetzt zu uns gehört. Während Bienchen damals schon älter und generell eher zurückhaltend war, liebte es unser Neuzugang, gekrault zu werden und mit mir zu spielen. Mit Mauzis Tod musste ich auch die erste Verlusterfahrung in meinen Leben verarbeiten – und das fiel mir unendlich schwer. Nie wieder über ihr weiches Fell streicheln und ihr Schnurren hören zu können, war für mich kaum vorstellbar. Und als mir mein Mann so viele Jahre später seinen Kater Tristan vorstellte, wurden all die Erinnerungen an meine geliebte Fellnase wieder wach, denn die beiden ähneln sich in ihrem Wesen wirklich sehr. Ich bin eben eine echte Katzenfrau geblieben, Prägung ist Prägung.

„Die blutigen Bilder unserer nach der Schlachtung noch für einen Moment kopflos umherlaufenden Enten habe ich glasklar vor Augen und erschrecke vor mir selbst, dass ich es damals nicht grausam fand."

Neben den Schmusetigern gab es bei uns daheim allerdings auch Tiere, die zum Essen bestimmt waren: Enten und Hasen. Hinterfragt habe ich diesen „Normalzustand" bis zum Grundschulalter nur selten. Die blutigen Bilder unserer nach der Schlachtung noch für einen Moment kopflos umherlaufenden Enten habe ich glasklar vor Augen und erschrecke vor mir selbst, dass ich es damals nicht grausam fand. Oder vielmehr nicht in dieser Art empfinden durfte. Es war schließlich normal, dass die sogenannten Nutztiere geschlachtet werden, denn nur aus diesem Grund hatten sie überhaupt ein Zuhause bei uns bekommen. Ein Zuhause auf Zeit, versteht sich. Nicht primär um ihre Bedürfnisse als Lebewesen zu erfüllen, sondern weil uns ihr Fleisch so gut schmeckte. An Sätze wie „Herrje, die Enten müssen ja auch noch versorgt werden, ständig ist das Futter leer!“ kann ich mich noch gut erinnern.

All die Empathie, das Feingefühl und mein Bewusstsein dafür, dass das beobachtete Geschehen nicht richtig sein konnte, waren in meinem kindlichen Selbst schon entwickelt. Dem Gefühlten nachzugeben allerdings keineswegs gewünscht. Das machte niemand bei uns zu Hause und vielleicht fühlte sogar niemand wie ich. In der Konsequenz blieb mir als kleines Mädchen nichts anderes übrig, als mit diesem inneren Konflikt irgendwie zurechtzukommen – was am besten funktionierte, wenn ich die Gedanken daran gar nicht erst zuließ. Mit dieser Erkenntnis spüre ich einen Kloß in meinem Hals. Rückblickend weiß ich, dass meine Art zu denken und mein Mitgefühl allen Tieren gegenüber sich durch bestimmte Initialfunken nach und nach verändert haben, mein Bewusstsein weiter wurde. Was mich zu Miffy führt ...

Alles gut gemeint

Ich war gerade in der ersten Klasse, da veränderte sich meine Sichtweise auf unsere Nutztiere radikal. Auf dem Spielplatz meiner Grundschule fand ich ein erst wenige Tage altes Feldhasenbaby, das zusammengekauert unter einer großen Linde hockte, und für mich war sofort klar, wir würden dieses Häschen zu uns nehmen. „Meine Mama weiß auf jeden Fall, wie man Hasenkinder richtig versorgt“, behauptete ich selbstsicher und zielstrebig. An diesem Tag zog Miffy bei uns ein und bereicherte den Familienalltag für schätzungsweise ein Dreivierteljahr. Eingekuschelt in ein grünblaues Handtuch schlief sie in einem Körbchen, das neben der Heizung in unserer Küche stand. Sie bekam mehrmals täglich ein Fläschchen, knabberte hin und wieder ein Kabel an und wurde gefühlt Tag für Tag mehrere Zentimeter größer. Nach dem Winter aber hieß es Abschied nehmen. Miffy war mittlerweile eine erwachsene Hasendame und durfte zurück in die Freiheit hoppeln. Dieses Bild sehe ich heute noch vor mir, als wären seitdem nur Tage vergangen – tatsächlich sind es 18 Jahre.

Als „Ersatz“ für Miffy bekam ich Knuffel, ein kleines weißes Zwergkaninchen. Es ist makaber, denn Miffys neuer Lebensraum war ein riesiges Waldgebiet, wohingegen Knuffel in einem Stall mit gerade mal einem Quadratmeter Fläche leben musste. Ob diese Haltungsform Knuffels Bedürfnissen entspricht, habe ich zu jener Zeit nicht hinterfragt. Sehr wohl aber protestiert, dass die großen Hasen im Herbst ihr Leben lassen mussten, um von uns verspeist zu werden. Von da an allerdings nicht mehr von mir, was daheim immer wieder zu Diskussionen führte.

„Hasen- und Pferdefleisch waren tabu, doch der unmittelbare Zusammenhang zwischen Tierleid und dem Verzehr anderer Fleischprodukte war mir damals noch gar nicht bewusst.“

Mein Standpunkt war klar: Ich esse weder Hasen- noch Pferdefleisch. Den unmittelbaren Zusammenhang zwischen Tierleid und dem Verzehr anderer Fleischprodukte hatte ich damals allerdings noch nicht auf meinem Bewusstseinsradar. Später stellte sich heraus, dass dennoch weitere Jahre Hasenfleisch auf meinem Teller gelandet war. Meine Eltern hatten einfach behauptet, es handle sich um Wild, das wir regelmäßig von Bekannten bekamen. Nüchtern betrachtet eine infame Täuschung, aber gar kein böser Wille. Wie so oft meinten es meine Eltern nur gut. Meist meinen es Eltern nur gut, gehen dabei aber unbewusst und unreflektiert vor. Die vermeintlich gute Absicht dahinter zu erkennen, bedeutet für mich trotzdem nicht, dass ich ihr damaliges Handeln gutheiße.

Anerkennen und loslassen

Dieser unterbewusste Konflikt zwischen dem, was ich sah, dachte und fühlte, und dem, was mein Umfeld für richtig hielt, war rückblickend immer präsent. Selbst heute wird er ab und an wiederbelebt. Inzwischen reagiere ich aber nicht mehr aus dem Schmerz heraus mit Wut, Ärger und Verzweiflung. In den ersten veganen Jahren konnte ich das Aufkochen dieser Emotionen jedoch kaum vermeiden. Frieden zu schließen und anzuerkennen, was mir die Menschen in meinem Umfeld als normal vorgelebt und immer wieder vermittelt hatten, war ein Ding der Unmöglichkeit. Heute weiß ich: Diese Freiheit gewinne ich nur durch Anerkennen und Loslassen. So bin ich jetzt und hier in der Lage, in potenziellen Triggersituationen überwiegend entspannt und souverän zu reagieren, lasse mir nicht mehr all meine Kraft rauben und mich vom Schmerz zermürben. Doch der Weg dahin war lang.

Update für den Bewusstseinsradar

Es war Herbst 2011, als sich mein Bewusstseinsradar für die ethischen Konsequenzen des Tierprodukteverzehrs deutlich schärfte. Einige Monate zuvor hatte ich mich entschieden, ab sofort vegetarisch zu essen. Wobei es hin und wieder noch Fisch gab, doch Fleischprodukte sollten in meinem Ernährungsalltag keine Rolle mehr spielen. Meine Eltern zeigten sich zwar wenig begeistert, nahmen es aber zähneknirschend hin. Mit 15 Jahren war ich immerhin alt genug, um gelegentlich selbst zu kochen, und somit unabhängiger von dem, was meine Eltern in Ernährungsfragen für richtig hielten. Trotzdem ließen die es sich nicht nehmen, fast täglich zu predigen: „Vegetarisch ist ja schon kompliziert genug, aber wehe, du hörst auch noch auf, Milch und Eier zu essen. Das gibt es nicht, lass dir das bloß nicht einfallen!“ Es hätte nur noch das allseits beliebte „Solange du deine Füße unter unseren Tisch stellst ...“ gefehlt. Half aber alles nichts, denn es sollte nicht mehr lange dauern, bis ich tatsächlich auch Milch und Eier von meinem Speiseplan strich.

„Vegetarisch ist ja schon kompliziert genug, aber wehe du hörst auch noch auf, Milch und Eier zu essen. Das gibt es nicht, lass dir das bloß nicht einfallen!“

Es heißt ja so schön, vieles auf der Welt wäre völlig uninteressant, würde es nicht einem Verbot unterliegen. Meine Hinwendung zum Veganismus war allerdings keine grundlose Teenager-Rebellion oder ein mutmaßliches Aufbegehren gegen die Vorschriften meiner Eltern. Mir wurde allmählich einfach klar, was die Produktion von Ei- und Milcherzeugnissen für das Leben der Tiere bedeutet. Mit diesem neuen Bewusstsein weiterhin Tierprodukte zu essen, entsprach in keiner Weise dem, was ich mit meinem Gewissen und der Liebe zu Tieren vereinbaren konnte. Ich wollte dieses Leid nicht mehr unterstützen. Punkt. Meine Entscheidung war ein klares Nein. Ein Nein zur tagtäglichen Ausbeutung von Millionen Lebewesen, die eine emotionale Intelligenz besitzen, über ein kognitives Wahrnehmungsvermögen verfügen, Menschen und Unterschiede erkennen, zu sozialen Interaktionen fähig sind und damit tiefe Beziehungen zu anderen Individuen aufbauen können.

Mir ging es in erster Linie um die Tiere; die gesundheitlichen Vorzüge einer pflanzlichen Ernährung standen damals nicht im Vordergrund. Gleichzeitig hatte mich meine Recherche der seinerzeit verfügbaren, in erster Linie englischsprachigen Quellen zu der Gewissheit geführt, dass vegane Ernährung durchaus alle essenziellen Nährstoffe abdecken kann. Man muss nur wissen, worauf es zu achten gilt und wie man geschickt kombiniert. Eine für mich wichtige Erkenntnis, denn neben der großen Liebe zu Tieren lag mir ebenso meine eigene Gesundheit am Herzen. Zudem half mir dieses Wissen in der Argumentation mit meinen Eltern, die in Sorge waren, ihr einziges Kind könne nun eine Ernährungsform übernehmen, bei der diverse Mangelerscheinungen schlicht vorprogrammiert sind. Rückblickend muss ich sagen, dass dieser Teil der Überzeugungsarbeit der wohl leichteste war. Kritische Fragen gab es dennoch in aller Regelmäßigkeit, denn Veganismus war 2011 bei Weitem noch nicht so stark in die Mitte der Gesellschaft vorgedrungen, wie es heute der Fall ist – und hier auf dem Dorf erst recht nicht.

Das Leid zum Greifen nah

Im Hinblick auf meine Gesundheit startete ich also ziemlich beruhigt in mein veganes Leben. Ein anderer Aspekt lastet wiederum mehr denn je auf mir, denn das Erleben von Tierleid war fortan trauriger Alltag. Den grauen Schleier auf meinem Bewusstseinsradar hatte ich durch meine Auseinandersetzung mit den Gründen für die vegane Lebensweise schließlich gegen eine scharfe Brille eingetauscht. „Alles selbst gewähltes Leid, schau doch einfach weg!", würde so manche:r vielleicht sagen, aber weggeschaut hatte ich für meinen Geschmack bereits viel zu lange. Nämlich ganze 17 Jahre meines Lebens! Das sind 6.205 Tage mit heißer Liebe zu Leberwurst, Salami, Schnitzel, Lachs, Frühstücksei und diversen Käsesorten – mehr als genug, wie ich finde.

„Mit verschlossenen Augen läuft es sich zwar besser durchs Gruselkabinett, aber das ändert rein gar nichts an der Tatsache, dass diese Praxis nicht in Ordnung ist und zum Leid von Millionen wehrloser Lebewesen führt."

Was mir nun bewusst war, änderte gleichwohl wenig am Konsumverhalten und der Einstellung der Menschen in meinem unmittelbaren Umfeld. Aussagen wie „Natürlich liebe ich Tiere, doch auf Fleisch und Milchprodukte zu verzichten, kann ich mir beim besten Willen nicht vorstellen!" waren an der Tagesordnung, konnten meinen großen Optimismus aber anfangs nicht trüben. Ich war fast schon euphorisch und fest davon überzeugt, dass alle um mich herum bestimmt auch vegan würden, wenn ich ihnen nur erzählte, was hinter den Stall- und Schlachthofmauern passiert. Ich kannte all die grausamen Videos und erschreckenden Berichte von Schlachthoftierärzten. In meinem Kopf sprühte ein Feuerwerk an Zahlen, Daten und Fakten, dazu hatten sich sämtliche Geschehnisse auf den Bauernhöfen in meiner Nachbarschaft dort eingebrannt. Es gab zwei Situationen, die ich niemals vergessen werde, und noch heute bekomme ich Gänsehaut, wenn ich diese Erlebnisse wieder aus meinem Gedächtnis abrufe.

Vom Garten aus hatte ich die Kuhweide des benachbarten Bauernhofs gut im Blick. Dort graste eine Gruppe sogenannter Trockensteher, das sind trächtige Kühe, die kurz vor dem Abkalben stehen. Eine Kuh bekam am Vormittag, vermutlich etwas verfrüht, ihr Kälbchen. Üblicherweise werden Mutterkuh und Kalb unmittelbar nach der Geburt getrennt, doch weil der Bauer gerade nicht auf dem Hof war, blieb das Kleine in diesem Fall mehrere Stunden mit seiner Mama zusammen. Erst am späten Nachmittag wurde der „Unfall" entdeckt und der Bauer packte das Kalb in die Schaufel des Hofladers, um es von der Weide zu fahren. Die Bindung zwischen Mutter und Kind war zu diesem Zeitpunkt bereits stark ausgeprägt und so rief die Mutterkuh nach der unfreiwilligen Trennung Tag und Nacht nach ihrem Kälbchen. Das hat mir fast das Herz zerrissen! Ich machte meine Eltern immer wieder darauf aufmerksam, ebenso meinen damaligen Freund, doch sie konnten meine verzweifelten Tränen nicht verstehen, sondern beruhigten ihr eigenes Gewissen mit der allseits bekannten „So ist das nun mal"-Aussage. Mit verschlossenen Augen läuft es sich zwar besser durchs Gruselkabinett, aber das ändert rein gar nichts an der Tatsache, dass diese Praxis nicht in Ordnung ist und zum Leid von Millionen wehrloser Lebewesen führt.

Hinter verschlossenen Türen wird Tierschutz gerne kleingeschrieben

Ein weiteres von mehreren ähnlichen Erlebnissen beschreibt die Haltung meines Exfreundes im Umgang mit Tieren. Robert war zwar primär Landwirt, hatte aber als sogenanntes Hobby zur Auslastung seiner Hofgebäude eine kleine Herde Mutterkühe. Das sind Rinder, die nicht gemolken werden, sondern primär der Fleischgewinnung dienen. Hier bleiben die Kälber etwa 1 Jahr bei der Mutter, bevor sie zur Mast an Viehhändler:innen weiterverkauft werden. Versehentlich war nun eine sehr junge Kuh zu zeitig trächtig geworden und erlitt bei der Geburt ihres Kälbchens so schwere Schäden, dass sie gar nicht mehr aufstehen konnte. Das Tier war schließlich selbst nicht einmal richtig ausgewachsen und der zarte Körper konnte den Strapazen vermutlich nicht standhalten.

Alles sprach dafür, diese Kuh vom Tierarzt einschläfern zu lassen. Wirtschaftlich bedeutet dies, dass das ansonsten bei einer Schlachtung erzielte Geld als Verlust ausgebucht werden kann – und genau für diesen Punkt wollte Robert kein Verständnis aufbringen. Er hatte keinerlei finanzielle Nöte, aber es ging ihm ums Prinzip seiner von Geiz geprägten Mentalität, in der Empathie für fühlende Lebewesen keinen Platz hatte. Das von Schmerzen gequälte Tier war in keiner Weise verlade- beziehungsweise transportfähig und hätte rein rechtlich auf dem Schlachthof auch nicht angenommen werden dürfen. Eigentlich. Dennoch befestigte Robert mit der Unterstützung seines Großvaters Seile an den Beinen der jungen Kuh und zerrte sie mit dem Hoflader aus dem Stall heraus mehrere Meter über das Pflaster auf den Hof. Dort wurde das vor Schmerzen stöhnende Tier in den Viehanhänger geschoben und zum 40 Kilometer entfernten Schlachthof transportiert. Was an dem Tag passierte, war der pure Horror, und ich werde diese Szenen niemals vergessen.

„In der Theorie bestehende Tierschutzgesetze werden in der Praxis einfach übergangen und ignoriert. Immer wieder und zugleich von mehreren beteiligten Instanzen, ohne einen Funken von Mitleid."

Das ist aber leider nur eines von unzähligen Beispielen, bei denen in der Theorie bestehende Tierschutzgesetze in der Praxis einfach übergangen und ignoriert werden. Und zwar zugleich von mehreren beteiligten Instanzen, ohne einen Funken von Mitleid. Ja, ich wollte Robert damals von seinem Tun abbringen, ich schrie und flehte ihn an, die Kuh doch bitte durch den Tierarzt erlösen zu lassen, aber vergebens. Es endete in Handgreiflichkeiten ... Er war frei von jeglicher Einsicht und ohne einen Ansatz von Empathie, während in mir eine emotionale Mischung aus Abscheu, dem bedrückenden Gefühl, persönlich versagt zu haben, und tiefer Traurigkeit brodelte.

Unsere Beziehung zerbrach wenig später an einer Vielzahl ähnlicher Ereignisse und ständigen Konflikten. Aber ja, als wir zusammenkamen, aß ich selbst sogar noch liebend gerne Fleisch, doch im Laufe der Beziehung erweiterte sich mein Bewusstsein. Im Grunde leistete gerade diese Verbindung meiner persönlichen Entwicklung enormen Vorschub. Die Diskrepanz zwischen meinem Bewusstseinszustand und dem von Robert wurde immer größer und ich scheiterte kläglich mit dem Ziel, ihn zu verändern. Noch heute steht er am gleichen Punkt wie damals. All die mühevollen Gespräche blieben erfolglos.

Habe ich versagt?

Auf meinen Schultern lag lange Zeit eine schwere Last. Es war das Gefühl, versagt zu haben und in meinem Überzeugungsbestreben wohl irgendetwas falsch zu machen. „Ich bin es den Tieren doch aber schuldig!", mahnte diese Stimme in meinem Kopf immer wieder und ließ mich bald verzweifeln. Mein innerer Anspruch war, meinem Umfeld die Augen zu öffnen. Alle sollten endlich erkennen, dass die vegane Ernährung aus vielerlei Gründen DER Weg ist, den sie unbedingt einschlagen müssen.

„Wenn es deinen inneren Frieden kostet,
dann ist der Preis zu hoch."

Inzwischen habe ich mir selbst vergeben und schreibe mir keine Schuld mehr zu. Trotzdem hat mich die Flut an Selbstvorwürfen seelisch sehr lange beeinträchtigt, mir ein großes Stück Lebensfreude genommen. „Wenn es deinen inneren Frieden kostet, dann ist der Preis zu hoch", sagt man ja und in diesem Satz steckt so viel Wahrheit. Auch für mich, auch ich musste lernen, die Vergangenheit loszulassen, um Frieden finden zu können. Was jedoch nicht bedeutet, dass ich seitdem meine Augen verschließe und mich jeder Form von Aktivismus entziehe. Nur ist meine persönliche Herangehensweise mittlerweile eine ganz andere.

Newton und veganer Aktivismus

Mir ist heute klar, dass ich damals mit einem starken Visionsdruck auf meine Mitmenschen zugegangen bin und keinerlei Verständnis für deren Standpunkte aufbringen konnte. Gespräche endeten oftmals in sehr unangenehmen verbalen Auseinandersetzungen und hatten ungelöste zwischenmenschliche Konflikte zur Folge. Auch Beziehungen sind zerbrochen – was in einem Prozess der persönlichen Weiterentwicklung und Bewusstwerdung nicht selten passiert. Vor diesem Hintergrund ist es vollkommen in Ordnung, dass einige Personen aus meinem Leben verschwunden sind. So banal es sich anhört, doch wo Altes geht, ist Platz für das Wachstum von etwas Neuem, zum Beispiel für wertvolle neue Freundschaften mit Gleichgesinnten.

Durch meine Arbeit als Coach und die Ausbildung zur Heilpraktikerin für Psychotherapie wird mir auch heute immer wieder bewusst, dass Menschen aus unterschiedlichen Gründen (noch) nicht bereit sind, ihr Herz zu öffnen und etwas zu verändern, das seit Jahren geliebt-vertraute Gewohnheit ist. An dieser Stelle ist radikale Überzeugungsarbeit kein probates Mittel und endet im Nichts. Sie führt vielmehr dazu, dass individuelle Abwehrmechanismen starten, denn wie wir von Newton wissen, erzeugt Druck nichts anderes als Gegendruck. Ich musste das auf eine sehr schmerzliche Art und Weise lernen, sah in meinen ersten veganen Jahren aber keine alternative Handlungsmöglichkeit, als mit dem Kopf durch die Wand zu kommen.

Über Freundschaft und Respekt

Manchmal schaffen es Menschen einfach nicht, vegan zu sein – und das hat nicht immer etwas mit fehlender Empathie oder Ignoranz zu tun. Kommt in dir durch diesen Satz gerade heftiger Widerstand hoch? Wenn ja, dann hilft dir vielleicht die Geschichte einer mir unheimlich nahestehenden Person, meiner besten Freundin Jana. Als ich Jana 2013 kennenlernte, waren die Leidenschaft für Pferde sowie die vegane Ernährung gleich wichtige gemeinsame Nenner. Wir hatten allerhand Themen, über die wir uns stundenlang unterhalten konnten und die unser Verhältnis schnell sehr eng werden ließen.

„Ich nehme inzwischen immer mehr Abstand von vorschnellen Be- oder Abwertungen und respektiere fremde Entscheidungen, deren Motivation ich einfach nicht kennen kann."

In Janas Leben ist in den letzten 3 Jahren viel Turbulentes passiert. Es mag für dich als Leser:in vielleicht schwer nachvollziehbar sein, aber in einer wahrhaft schwierigen, schmerzvollen und kräftezehrenden Zeit kann die Ernährung schon mal weit an den Rand rücken. Was man isst, wird gleichgültig, denn es bestehen keinerlei Kapazitäten, sich damit auseinanderzusetzen. So war beziehungsweise ist es bei Jana. Ich weiß, dass sie liebend gerne wieder vegan essen möchte, aber es ist ihr unter den gegebenen Lebensumständen derzeit einfach nicht möglich.

Obwohl ich anfangs wirklich an Janas Rückzug vom Veganismus zu knabbern hatte, ist unsere Freundschaft trotzdem so innig geblieben, wie sie immer war. Ich schätze und liebe meine beste Freundin nicht aufgrund ihrer Ernährungsweise. Jana zählt für mich in erster Linie als Mensch, mit all dem, was ihre Persönlichkeit ausmacht. Was nicht heißt, dass mir egal ist, ob sie Tierprodukte isst oder nicht, aber ich kann es akzeptieren, weil ich weiß, was bei Jana dahintersteckt. Womit mir dieses lebendige Beispiel auch gezeigt hat, dass es immer Gründe geben kann, warum Menschen nicht oder noch nicht so leben, wie es meinen ethischen Vorstellungen entspricht. Manches ist für Außenstehende schlicht nicht nachvollziehbar oder gleich erkennbar. Daher nehme ich inzwischen immer mehr Abstand von vorschnellen Be- oder Abwertungen und respektiere fremde Entscheidungen, deren Motivation ich einfach nicht kennen kann.

Was er nicht kennt … isst er dann doch!

Das Prinzip von Annehmen und Loslassen fühlt sich situationsbedingt mal mehr und mal weniger leicht an. Mir ist das vollumfänglich bewusst und ich bin darin bei Weitem keine Meisterin, früher noch weniger als heute. Ich möchte außerdem behaupten, dass es Momente gibt, wo Annehmen zunächst nicht funktioniert und man sich die Erlaubnis geben darf, für Selbstbestimmung und persönliche Grenzen energisch aufzustehen.

Eine Situation, in der ich mich vor dem Aufstehen am liebsten schon gar nicht hingesetzt hätte, erlebte ich an meinem 21. Geburtstag. Ja, wer kennt es nicht, mit Beziehungen „kauft" man sich unumgänglich auch Kontakt zu Menschen ein, um die man sonst einen weiteren Bogen machen würde. Nicht selten sind das leider auch die Schwiegereltern in spe, welche im folgenden Eklat eine tragende Rolle spielten. Typisch für Geburtstage war ein Kaffeetrinken in der Wohnung meines damaligen Freundes geplant, zu dem auch seine Eltern kommen sollten. Man isst gemeinsam Kuchen, den ich selbstverständlich backen wollte, und unterhält sich bei einer Tasse Kaffee – so weit die Theorie.

In der Praxis teilte mir mein Freund mit, dass sein Vater aber sicher keinen veganen Kuchen essen wird und auf „echter Sahnetorte" besteht. Die Begründung: Er sei schließlich der Gast und erwarte, dass man seine Wünsche erfüllt. Außerdem war der Herr Papa überzeugt, dass veganes Backen nicht funktioniert – ohne Butter, Milch und Eier fehle es schließlich an allem, was guten Geschmack ausmacht. Spannende These, wo er doch zuvor noch nie veganen Kuchen oder vegane Torte probiert hatte …

Aber wie so oft kuschte mein Freund. „Da kann man nichts machen", verkündete er, sein Vater werde seinen Standpunkt bestimmt nicht ändern. Ich war fassungslos und wollte beim besten Willen nicht akzeptieren, dass es zu MEINEM Geburtstag tierische Produkte geben muss, nur weil dieser Fiesling andernfalls auf ewig beleidigt sein würde. Patriarchalischer Egoalarm halt. Seine Geschenke wollte ich sowieso nicht und hätte gut und gerne ganz auf diesen Besuch verzichten können – aber das kam für die Herrschaften dann auch wieder nicht infrage. Ich fühlte mich in meiner Selbstbestimmung massiv verletzt, wusste jedoch gleichzeitig nicht, was ich nun tun sollte.

Torten-Mission undercover

Zu dieser Zeit steckte ich gerade mitten in den Semesterabschlussprüfungen und hatte wahrlich keinen Kopf für dieses Drama. Half aber nichts, denn plötzlich stand auch noch die Mutter meines Freundes vor der Tür, um mir persönlich zu erklären, warum an der traditionellen Sahnetorte für ihren Mann kein Weg vorbeigeht. Meine ethisch-emotionale Argumentation schubste sie immer wieder über den Haufen, sodass ich nach ewigem Hin und Her zustimmte, dann eben Torte mit Kuh und Co. – nur um die gute Frau endlich loszuwerden.

Auf die Unterstützung meines Freundes zu hoffen, war aussichtslos, ich konnte nur tief durchatmen und meinen Fokus auf Lösungen statt Probleme richten. Zum Glück fanden sich Menschen für Plan B: meine beste Freundin Jana und die Bäckersfrau Sabine aus meinem Heimatort. Jana organisierte ein paar Stücke vegane Sahnetorte aus unserem Leipziger Lieblingsbistro und Sabine gab mir ihr Bäckereipapier für die authentische Verpackung. Meinem damaligen Freund und seinen Eltern habe ich die Torte als Original aus der Dorfbäckerei verkauft und dazu noch meinen selbst gebackenen Kuchen auf den Tisch gestellt.

Das Geheimnis ihrer wahren Herkunft habe ich trotzdem nicht gelüftet und das ehrwürdige Familienoberhaupt damit zufrieden in seinem „Ich bekomme, was ich fordere"-Glauben gelassen. Sonst wäre das Ganze wohl völlig eskaliert, was ich mir selbst sowie den beiden weiteren Beteiligten wirklich ersparen wollte. Ohne Zweifel, diese Situation war ebenso lächerlich wie makaber, aber vielleicht dient sie dir als kleine Inspiration für eine Herausforderung, die zunächst ähnlich ausweglos erscheint.

Weil jedes pflanzliche Essen zählt

So kleinlich es klingt, aber ich bin der festen Überzeugung, dass jedes rein pflanzliche Essen zählt. Oder noch anders gesagt: Es zählt jedes tierische Produkt, das nicht auf dem Teller landet. Ja, in der wilden Natur herrschen andere Gesetze, da geht es immer noch ums Fressen und Gefressenwerden, doch wir sind in der privilegierten Lage, inzwischen andere Entscheidungen treffen zu dürfen. Bei jedem Einkauf, für jede Mahlzeit. Wir müssen weder auf Vielfalt noch auf Genuss verzichten, aber wir können auf Produkte verzichten, mit denen wir Tierleid in Auftrag geben und mitfinanzieren.

„Meine heute liebste Form des Aktivismus sind die veganen Dinnerabende, mit denen ich Menschen ohne jeglichen Dogmatismus und Druck für die pflanzliche Ernährung begeistern kann."

Dieses Bewusstsein wecke ich heute in den Köpfen meiner Mitmenschen, indem ich leckere vegane Rezepte teile und über die gesundheitlich vorteilhaften Aspekte einer pflanzenbasierten Ernährung informiere. Ganz gleich, ob es sich dabei um meine Klient:innen in der Ernährungsberatung handelt oder beispielsweise um die Kolleg:innen meines Mannes, die immer wieder mitgebrachte vegane Leckereien probieren dürfen und davon überaus angetan sind. Meine heute liebste Form des Aktivismus bleiben jedoch die veganen Dinnerabende, die ich zusammen mit meinem Mann veranstalte. Sie sind mein Sinnbild dafür, wie ich Menschen ohne jeglichen Dogmatismus und Druck für die pflanzliche Ernährung begeistern kann. Diese Events finden monatlich mit jeweils unterschiedlichen kulinarischen Themen statt und selbstverständlich sind alle der drei Gänge rundum pflanzlich, sprich vegan. Auf 95 Prozent meiner Gäste trifft das hingegen nicht zu, aber diese Menschen lieben gutes Essen und tragen eine gewisse Neugier, wenn auch oft Skepsis in sich.

Wenn Genuss verbindet und Bewusstsein wächst

Mit dem Dinnerabend-Konzept biete ich einen kulinarischen Blick über den gewohnten Tellerrand hinaus und schaffe Genussmomente, die viele Vegan-Klischees verblassen lassen. Nicht die grausamen Umstände der industriellen Massentierhaltung oder deren Auswirkungen auf die Ökologie und unseren Planeten stehen im Fokus, nicht die Risiken schlechter Ernährungsgewohnheiten, sondern allein der wundervolle Geschmack pflanzlicher Kreationen. Er ist das Puzzlestück, das alle Gäste verbindet, ob vegan oder nicht. Darunter waren bisher zum Beispiel auch einige Jäger:innen, Steak-Gourmets sowie die Leiterin einer konventionellen Milchproduktion. Zusätzlich glaube ich zu wissen, dass bereits so mancher Gast (ich denke da besonders an die Herren der Schöpfung) provokant am Tisch Platz genommen hat, um sich selbst zu beweisen, dass veganes Essen nicht schmeckt und ebenso wenig satt macht, aber vom Gegenteil überzeugt sehr zufrieden nach Hause gegangen ist.

„Ich wünsche mir, dass ein Bewusstsein dafür entsteht, dass wir nicht das Recht haben, Tiere zu quälen und auszubeuten."

Dazu möchte ich dir abschließend von meinem schönsten Erfolgserlebnis erzählen. Von einem Gast, der als passionierter Fleischesser mit seiner Partnerin zum Dinnerabend erschien und von dem ich wusste, dass seine Erwartungen sehr hochgesteckt waren. Unser Menü hatte die beiden begeistert, das durfte ich schon nach dem letzten Gang feststellen, und im Anschluss beantwortete ich dem Paar noch diverse interessierte Fragen rund um die vegane Ernährung. Später schrieb er mir, dass beide innerhalb von 4 Wochen nach dem Event zunächst auf vegetarisches Essen umgestiegen waren – bereits das freute und überraschte mich enorm! Aber damit nicht genug, der Weg ging noch weiter und inzwischen lebt das Paar seit über einem halben Jahr aus ethischen wie gesundheitlichen Gründen vegan. Für diese initial durch den Dinnerabend angestoßene Entwicklung bin ich unheimlich dankbar. Solche Erlebnisse machen mich glücklich. Sie sind meine persönliche Bestätigung für den Glauben, dass jedes pflanzliche Essen zählt und Großes bewirken kann.

Und: Jeder einzelne unserer Kassenbelege ist ein Stimmzettel, sodass wir über unsere Nachfrage durchaus in der Lage sind, Einfluss auf das Angebot und die dahinterstehenden Wertschöpfungsketten zu nehmen! Es ist deine, meine und unsere Stimme, die steuert, ob ein kontinuierlicher Wandel stattfindet und wir diesen Planeten zum Positiven hin verändern – für die Tiere, für die Umwelt, für unsere Gesundheit und Zukunft. Für diese Zukunft wünsche ich mir, dass mehr und mehr menschliche Herzen erwachen. Ich wünsche mir, dass ein Bewusstsein dafür entsteht, dass wir nicht das Recht haben, Tiere zu quälen und auszubeuten. Das ist meine Vision und Vorstellung von einer Welt, in der Gleichgültigkeit abgelegt wird und tiefes Mitgefühl unser Handeln bestimmt.

Lisa Heinig

… ist Heilpraktikerin für Psychotherapie und Ernährungsberaterin im veganen Schwerpunkt. Eines steht für sie fest: Wir alle können das Potenzial der Veränderung für uns selbst nutzen, können neue und kraftvollere Entscheidungen treffen, um alte Belastungen hinter uns zu lassen und damit in die Verantwortung für die eigene Gesundheit zu gehen.

In ihrer Praxis wie im Onlinecoaching begleitet Lisa als Expertin und Wegweiserin Menschen, die ein neues Ernährungsbewusstsein und Wohlbefinden auf körperlicher und psychischer Ebene erlangen möchten. Aus ihrer persönlichen Geschichte heraus liegt ihr diese Arbeit unheimlich am Herzen. Lisas Konzept ist ganzheitlich, sodass alle drei Säulen einer bewussten Ernährung Berücksichtigung finden: Was, wie und warum wird gegessen? Es geht also einerseits um die Neugestaltung des Ernährungsalltags, doch besonders auch um die tiefe Auseinandersetzung mit destruktiven Gedanken und Gefühlen, welche mit dem Essverhalten und Körperbild in starker Verbindung stehen.

Lisas kreativer Ausgleich sind ihre monatlich stattfindenden rundum pflanzlichen Dinnerabende sowie regelmäßige vegane Kochkurse. Dabei setzt sie auf immer wieder neue Genussmomente, die die ganze Vielfalt der pflanzlichen Küche widerspiegeln, all ihre Farben, Aromen und Texturen. Dieser kulinarische Blick über den gewohnten Tellerrand hinaus hat bereits viele Gäste begeistert und dazu bewegt, ihre täglichen Ernährungsentscheidungen zu hinterfragen und sich mit Neugier veganen Alternativen gegenüber zu öffnen.

Mehr von und über Lisa

Websites:
rundumpflanzlich.de
psychotherapie-penig.de

Blog: rundumpflanzlich.de/blog

Facebook: rundumpflanzlich

Instagram: satt.im.herz

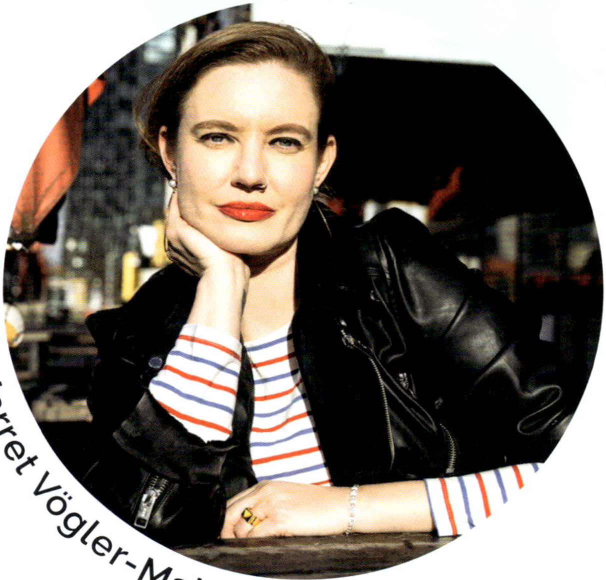

Marret Vögler-Mallok

Fünf Fragen an Marret

Welche drei Wörter beschreiben dich am besten?
Chic, charmant, dauerhaft. Hat meine Oma mal über mich gesagt. Und habe ich mir auf den rechten Fuß tätowieren lassen.

Wenn du ein Tier wärst, welches wärst du und warum?
Ein Delfin. Steht für mich für Leichtigkeit, Spielfreude, emotionale Intelligenz, Lebenskraft.

Eine Sache, ohne die du nicht leben könntest?
Lippenstift. Damit kann man schreiben, zarte Frische auf die Wangen und verführerisches Rot auf die Lippen zaubern oder Kussmünder unter Briefe setzen.

Was ist das Schönste, das mal jemand über dich gesagt hat?
„Für ein Lehrerkind bist du ganz gut gelungen."

Mit welcher berühmten Persönlichkeit würdest du gerne mal einen Kaffee trinken? Warum?
Marilyn Monroe. Für mich eine der faszinierendsten Frauen der Welt. Gefeiert und doch einsam. Sexy und doch zerfressen von Komplexen. Idol für viele und doch voller Selbstzweifel. Die Dualität des Lebens.

Wandel – vom Angstgegner zur treibenden Kraft in meinem Leben

Essen war für mich zeit meines Lebens ein sehr präsentes Thema. Ich bin als Frühchen auf die Welt gekommen. Mein Start war also alles andere als einfach. In meinen ersten Wochen wurde ich durch eine Sonde ernährt – und diese Erfahrung sollte sich mit der Volljährigkeit noch einmal wiederholen. Dazwischen lagen 18 Jahre, in denen Essen zwar nicht immer ein Problem war, mein Essverhalten aber stets sehr abhängig von meinem Gefühls- beziehungsweise Innenleben. Das ist bis heute so geblieben. Warum der Schritt in den Veganismus wesentlich dafür verantwortlich war, dass ich inzwischen ein sehr friedvolles oder sogar freudvolles Verhältnis zum Essen habe, darum soll es in meiner Erfahrungs- und Heilungsgeschichte gehen.

Wandel ist aus einer Schwäche eine Stärke machen

Um zu verstehen, welcher Schmerz für mich lange Zeit mit dem Essen in Verbindung stand und warum der Weg hin zu einer rein pflanzlich-vollwertigen Ernährung letztendlich alternativlos für mich war, muss ich zunächst ein gutes Stück zurückblicken. Und feststellen, dass mich das Gefühl, das Leid dieser Welt nicht auf meinen Schultern tragen zu können, seit jeher begleitet hat. „Marret ist einfach zu sensibel für diese Welt“, sagte meine Mutter früher immer. Das empfinde ich heute nicht mehr so. Ja, ich bin sensibel, aber ich weiß diese Sensibilität sinnvoll für mich zu nutzen. Wie sich zeigen wird, nützt sie mir inzwischen vielmehr bei allem, was ich tue und wofür ich stehe. So auch eine vegane Lebensweise.

Unser Verhältnis zum Essen wird üblicherweise ganz wesentlich von unserer Erziehung geprägt, vom Umfeld, in dem wir aufwachsen. Essen hat etwas mit Beziehungen zu tun: mit der Beziehung zu mir, zu den Menschen, die mir Essen geben, sowie zu denjenigen, mit denen ich esse und von denen ich das Essen lerne. Und mit der Beziehung zu den Lebensmitteln selbst. So beeinflusst das Essverhalten der Eltern regelmäßig auch das des Kindes – mal mehr und mal weniger nachhaltig. Zudem ist essen sehr stark mit der seelischen Gesundheit gekoppelt: Geht es mir gut, habe ich zumeist auch ein entspanntes Verhältnis zum Essen. Fühle ich mich unwohl, kann mein Essverhalten dazu dienen, negative Emotionen und Belastungen zu kompensieren. Manche betäuben sich dann regelrecht mit Unmengen von Nahrung, andere verweigern sie vielleicht gänzlich. Letzteres war lange mein Weg, inneren Konflikten, Traurigkeit, Angst, Wut oder Hilflosigkeit zu begegnen.

Wandel gründet auf Dankbarkeit

Bei uns zu Hause wurde immer frisch gekocht. Wir kauften auf dem Wochenmarkt ein, achteten auf regionale und saisonale Lebensmittel, das Fleisch kam vom Schlachter. Dafür bin ich meiner Mutter dankbar, weil ich so die Vorzüge einer frischen, ausgewogenen und abwechslungsreichen Küche kennenlernen durfte – immer gleich schmeckende Fertigprodukte aus Tütchen und Dosen spielten bei uns daheim keine Rolle. Mindestens ebenso dankbar bin ich aber auch für die Erfahrung, dass dem, was auf unseren Tellern landete, eine große Wertschätzung und Dankbarkeit entgegengebracht wurde. Auch wenn damals durchaus regelmäßig Gerichte mit Fisch und Fleisch auf dem Tisch standen.

Solange ich denken kann, lebt mein Vater schon vegetarisch. Mit Tendenz zum Veganismus: Er verzichtet auf Milch und Eier, isst aber Käse und Joghurt. Dies war eine bewusste Entscheidung, die außerdem mit der einherging, keinen Alkohol mehr zu trinken und nicht mehr zu rauchen. Aus meiner heutigen Sicht war mein Vater so bereits sehr früh sehr fortschrittlich unterwegs. Allerdings wurde das zu jener Zeit kaum so gesehen. Wann immer mein Vater seinen mitgebrachten Tofu auf einer Familienfeier auspackte, war er eher derjenige, der irgendwie anders war – anders im Sinne von komisch, weniger als Vorbild. Heute befinde ich mich in einer ähnlichen Situation und natürlich kenne auch ich das Gefühl, belächelt zu werden und auf Unverständnis und Vorurteile zu stoßen. Dennoch gibt es gesamtgesellschaftlich nunmehr eine viel größere Akzeptanz für vegetarisch und vegan lebende Menschen als noch vor Jahrzehnten.

„Im Grunde habe ich schon früh gelernt, dass es auch ein anderes Normal geben kann."

Durch meine Mutter durfte ich also lernen, dass man Liebe auch in Form einer frisch zubereiteten Mahlzeit zum Ausdruck bringen kann. So kocht sie – sollte es Fleisch geben, was kaum noch vorkommt – bis heute stets eine spezielle vegetarische Alternative für meinen Vater und, wenn die ganze Familie zusammentrifft, mittlerweile immer öfter gleich für uns alle vegan. Mein Vater wiederum hat mir gezeigt, dass es ein anderes Normal geben kann als das, was die meisten Menschen um mich herum gelebt und auch nicht groß hinterfragt haben. Und ich bin mir sicher: Beide Erfahrungswerte haben mir auf meinem eigenen Weg geholfen.

Wandel wird durch Schmerz hervorgerufen

Dennoch war das Essen für mich geraume Zeit eine eher schwierige Angelegenheit. Mit 18 Jahren entwickelte ich eine Anorexie, die mein Leben einige Jahre bestimmte. Die Welt über die Nahrung aufzunehmen – lange habe ich mich dem verweigert. Nicht essen ist nicht nur eine extreme Form der Selbstzerstörung, sondern auch der Lebensverneinung. Doch in dieser Zeit war die Magersucht der einzige Weg für mich, meinen Schmerz und meine Verzweiflung über das, was mir das Leben so schwer machte, zu artikulieren. Ich habe in all den Jahren viele Therapien gemacht und viele Erkenntnisse gewonnen. Unter anderem war ich einmal in einer Klinik, die schwerpunktmäßig Familienaufstellungen anbietet. Bei meiner Aufstellung kam damals – sehr vereinfacht zusammengefasst – heraus, dass meine Anorexie Ausdruck einer Schuld war, die mein Großvater durch seine Zugehörigkeit zur SS auf sich geladen hatte. Ich büßte nun quasi stellvertretend für ihn, indem ich mir das Leben nicht erlaubte, das seinen Opfern auch nicht vergönnt gewesen war.

„Es ist durchaus möglich, fremden Schmerz zu empfinden."

Damals konnte ich nichts damit anfangen. Habe es eher für ziemlich verrücktes esoterisches Zeug gehalten. Mittlerweile sehe ich das etwas anders. Ich weiß heute, dass gewisse Traumata generationenübergreifend weitergegeben werden können und dass es durchaus möglich ist, fremden Schmerz zu empfinden. Ich weiß außerdem, dass jede:r für sich allein erkennen muss, welche Emotionen nicht zu ihr:ihm gehören, welche Lebensumstände einfach nicht guttun. Folglich können auch nur wir selbst die Verantwortung in Liebe dorthin zurückgeben, wo sie hingehört, und unsere Lebenswelt (wieder) so gestalten, dass sie stimmig für uns ist. Letztendlich ist mir dies auf meinem ganz eigenen Weg hin zum Veganismus genauso wieder begegnet wie damals, als ich mich mit der Essstörung auseinandergesetzt habe.

Wandel ist kein Zufall

So dürfte es kaum überraschen, dass mein Kurs nicht direkt geradeaus ging. Immer mal habe ich zeitweise vegetarisch gelebt, dann wieder gab es Phasen mit Fleischkonsum. Ich bin aber aus tiefstem Herzen davon überzeugt, dass mein Weg hin zum Veganismus immer vorgezeichnet war. Denn sonst hätte ich mich vor drei Jahren nicht auf einen Job in der ersten veganen Kochschule Deutschlands, der Kochschule *Kurkuma* in meiner Heimatstadt Hamburg, beworben. Ich brauchte damals eine Abwechslung zu meinem normalen beruflichen Alltag – und habe quasi nebenbei eine völlige Neuausrichtung meines Lebens bekommen. Alles geschah zur rechten Zeit und am rechten Ort. Nämlich zu einem Zeitpunkt, als ich innerlich spürte, dass ich, obwohl die Essstörung lange hinter mir lag, immer noch keinen vollständigen Frieden mit dem Thema Essen gemacht hatte. An diese Art von Fügung glaube ich ganz fest.

„Ich glaube, dass sich immer alles so fügt, wie es soll."

Es ist wichtig zu erwähnen, dass ich mich dem Veganismus aus der gesundheitlichen Perspektive angenähert habe. Als Praxismanagerin einer ganzheitlichen Praxis interessiere ich mich für alle möglichen gesundheitsrelevanten Themen. „Was muss ich tun, um gesundheitlich bestmöglich dazustehen?" – auf der Suche nach der Antwort auf diese Frage ist die pflanzenbasierte vollwertige Ernährung mit Beginn meiner Arbeit in der *Kurkuma* immer wieder in meinen Fokus gerückt. Und da ich grundsätzlich ein sehr offener Mensch bin, der Dinge gerne ausprobiert und sich von der Wirksamkeit überzeugen lässt, habe ich mich mehr und mehr in das Thema eingearbeitet. Heute bin ich sehr dankbar für jeden einzelnen Menschen, den ich dabei kennenlernen, und jede einzelne Erfahrung, die ich auf diesem Weg bereits machen durfte.

Wandel findet auf vielen Ebenen statt

Ich habe erstaunlich schnell gemerkt, dass sich mit der Umstellung meiner Ernährung sehr viel verändert hat – auf körperlicher, geistiger und seelischer Ebene. Nicht nur, dass ich bis heute jeden einzelnen Tag die vielen leckeren veganen Rezepte feiere und mir kochen selten so viel Spaß gemacht hat. Ich habe außerdem eine ganz neue Wertschätzung für Lebensmittel entwickelt. Sicher war diese schon immer angelegt, ganz grundsätzlich, aber irgendwo auf der Strecke dann doch verschüttgegangen. Auf jeden Fall widme ich mich dem Thema Ernährung heute mit einer Bewusstheit, die ich noch nie so erleben durfte beziehungsweise auch nicht zulassen konnte. Vielleicht, weil ich instinktiv gespürt habe, dass der für mich lange selbstverständliche Konsum von Fleisch und anderen Tierprodukten fragwürdig und für mich mit einer Schuld beladen ist, die ich ewig wegdrücken musste, um damit klarzukommen.

In einer Psychologie-Vorlesung hieß es einmal, wir Menschen schafften es nur mit Dissoziation, unser Salami- und/oder Käsebrötchen genüsslich während der Tagesschau zu essen. Eben wenn wir Wahrnehmung und Handeln entkoppeln können. Ansonsten würden uns die vielen Schreckensnachrichten so sehr den Appetit verderben, dass wir nichts runterbrächten. Heute sehe ich in diesem Ansatz auch eine mögliche Erklärung für mein früheres Essverhalten. Zumindest empfinde ich das im Nachhinein so. Wenn ich jetzt daran denke, wie ich Fleisch gegessen habe, obwohl ich von der Massentierhaltung und dem Leid der Tiere wusste, dann frage ich mich ernsthaft, wie das gehen konnte. Vermutlich – wie bei so vielen anderen auch – nur durch eben diese Dissoziation. Doch helfen Schuldzuweisungen gar nicht weiter. Sie sind naturgemäß oftmals rückwärtsgewandt und nicht lösungsorientiert, haben eher resignativen Charakter und verhindern damit ermutigende Verhaltenskorrekturen.

Wandel ist zukunftsorientiert

Je länger ich vegan lebe, desto weniger versuche ich der Schuldfrage Raum zu geben. Vielmehr lege ich mein Hauptaugenmerk darauf, es im Hier und Jetzt so gut wie möglich zu machen. Alles, was ich tue, zu reflektieren und mein Verhalten gegebenenfalls immer wieder neu auszurichten. Die Vergangenheit kann ich nicht ungeschehen machen, weder die verlorenen Jahre der Magersucht noch des Fleischkonsums, aber ich kann mein Handeln in der Gegenwart sowie in der Zukunft meinem moralisch-ethischen Kodex anpassen, um einen möglichst wertvollen Beitrag zu leisten. Wie sagt man so schön: Es ist nie zu spät! Nur weil etwas jahrelang auf eine bestimmte Art und Weise für uns funktioniert hat, heißt das nicht, dass wir es nicht jetzt und zukünftig anders machen können. Und im Idealfall besser.

Schmerz ist ein guter Motor, um Veränderung anzustoßen. Wer merkt, dass sich etwas nicht mehr gut anfühlt, nicht mehr stimmig ist oder gar tief unglücklich macht, der ist eher bereit, seine Verhaltensweisen zu verändern. So habe ich die Anorexie beispielsweise loslassen können, als mein Schmerz letztlich zu groß wurde. Ich litt unter meinem reglementierten Essverhalten, darunter, nicht mal mit den anderen Patient:innen der Klinik in ein Restaurant gehen zu können. Sodass ich mir selbst irgendwann sagte: „Scheiß drauf, es wird schon nichts Schlimmes passieren, wenn du jetzt einmal eine Ausnahme machst und etwas isst!“ Etwas passierte jedoch tatsächlich: Aus einer Ausnahme wurden viele Ausnahmen und aus einem schönen gemeinsamen Abend mit den anderen wurden viele gesellige Abende mit neuen Freund:innen. Am Anfang hätte ich mich dennoch gerne selbst dafür bestraft, gegen meine anorektischen Prinzipien verstoßen zu haben, aber mit jedem Mal wurde es unwichtiger. Schließlich trat immer mehr in den Hintergrund, ob und wie viel ich gegessen hatte. Dafür wurde es immer wichtiger, Teil dieser Gruppe zu sein.

Wandel darf leicht sein

Ist der Schmerz erst einmal groß genug, fällt ein neuer Start plötzlich ganz leicht. Viele Veganer:innen berichten, dass ihnen die Ernährungsumstellung irgendwann ohne jede Anstrengung gelang. Aus ersten vorsichtigen kleinen Schritten wurden schnell immer größere – es lief quasi von allein, um im Bild zu bleiben. Was zunächst wie ein riesiges Angehen erschien, entwickelte sich auf einmal zum Selbstläufer. Inzwischen komme ich immer wieder mit Menschen ins Gespräch, die nicht vegan leben, aber sehr an einer pflanzlich-vollwertigen Ernährungsweise interessiert sind. Und doch überzeugt beteuern, dass diese für sie nicht umsetzbar sei – weil sie nicht die Zeit dafür hätten, sie nicht wüssten, was sie dann noch essen sollten, und/oder generell zu wenig Ahnung von Lebensmitteln hätten, als dass sie eine ausgewogene pflanzliche Ernährung garantieren könnten.

„Wir sollten uns nicht aus reiner Bequemlichkeit Entwicklungen verweigern, von denen wir wissen, dass sie in vielerlei Hinsicht sinn- und wertvoll sind.“

Da ich ein sehr positiver Mensch bin, der Dinge gerne mutig ausprobiert und sich leidenschaftlich auf neue Themen stürzt, ist mir dieses Problem nicht begegnet. Ich kann jedoch verstehen, wenn es anderen schwerfällt, sich auf etwas Neues einzulassen. Gleichzeitig bin ich aber auch der Meinung, dass wir uns nicht aus Bequemlichkeit Entwicklungen verweigern sollten, von denen wir wissen, dass sie in vielerlei Hinsicht sinn- und wertvoll sind. Je länger ich vegan lebe, desto mehr bin ich nicht nur mit mir selbst im Frieden, sondern auch davon überzeugt, dass der Weg zum Veganismus für niemanden schwierig sein muss. Wenn wir uns aus welchen Gründen auch immer (Tierethik, Gesundheit oder Klimaschutz etwa) dazu entschließen, tierische Produkte von unserem Speiseplan zu streichen, dann werden uns wie von selbst die richtigen Informationen, Events, Restaurants, Bücher und Menschen begegnen.

Wandel braucht eine fundierte Basis

Über die *Kurkuma*-Kochschule bin ich etwa zu einem Ernährungsseminar von Niko Rittenau gekommen, das mein ganzes Weltbild noch einmal auf den Kopf gestellt hat. Was ich dort über pflanzlich-vollwertige Ernährung gelernt habe, das war mein ganz persönlicher Erleuchtungsmoment. Ich werde nie vergessen, wie ich in diesem Seminarraum saß und es mir permanent wie Schuppen von den Augen fiel. Viele der dargestellten Zusammenhänge waren tatsächlich komplett neu für mich, aber genauso gab es vieles, das ich eigentlich schon lange wusste – ohne danach gelebt zu haben, ich geb's zu. An diesen Tagen sind unzählige Informationen auf mich eingeprasselt, mein Kopf rauchte nur so, doch am Ende war ich auch unendlich erleichtert, weil alles wie ein offenes Buch vor mir lag. Ich wusste instinktiv: So ist es. Du bist auf einem guten Weg. Mach weiter so!

Die eigene Wahrheit zu leben, setzt sehr viel Energie frei. Wir können auf einmal Dinge schaffen, die wir uns so niemals hätten vorstellen können. Ich habe diese Erfahrung schon mehrfach in meinem Leben machen dürfen und sie erfüllt mich jedes Mal mit großer Dankbarkeit. Vielleicht werden sich jetzt einige fragen, woher wir denn wissen, was unsere Wahrheit ist. Diese Frage habe ich mir selbst so oft und lange gestellt. Meine Antwort darauf: Wir spüren es einfach! Wenn Körper, Geist und Seele in Einklang sind, dann merken wir das. Ich habe zum Beispiel Jahre, Jahrzehnte unter Angst gelitten. War immer angespannt und kämpfte mit ganz verschiedenen körperlichen Symptomen. Heute bin ich sehr dankbar, dass ich die Chance hatte und habe, mithilfe unterschiedlichster Seminare zur Persönlichkeitsentwicklung, mit Coachings und Therapien zu erkennen, welches mein Seelenweg ist und was es braucht, damit ich diesen selbstbestimmt leben kann.

Wandel kann ängstigen und Widerstand provozieren

Natürlich waren nicht alle Menschen in meinem Leben begeistert, als ich mehr und mehr meinem eigenen Kompass folgte. Wer sich schon einmal mit dem Thema Persönlichkeitsentwicklung auseinandergesetzt oder eine grundlegende Ernährungsumstellung in Angriff genommen hat, wird bestätigen können, dass dieser Weg manchmal ein einsamer sein kann. Meine Schwägerin bekundete damals recht offen, was sicher viele dachten: Sie hätte gerne die alte Marret zurück beziehungsweise die Zeiten, in denen alles so einfach war. Ich habe sie durchaus verstanden, denn natürlich ist es auch für mein Umfeld immer einfacher, wenn alles so bleibt, wie es ist. Die wenigsten mögen Veränderung – vor allem wenn sie bedeutet, sich selbst und das, was war, hinterfragen zu müssen. Dann kann es passieren, dass Menschen aus deinem Leben verschwinden oder sich zurückziehen. Selbstverständlich ist das völlig in Ordnung. Niemand soll sich durch meinen Weg gestört oder unwohl fühlen.

„Viele wollten einfach die alte Marret zurückhaben, die Zeiten, in denen alles so einfach war."

Genauso kann und möchte ich mich selbst nicht mehr für das Seelenheil anderer verleugnen. Auch und gerade im Zusammenhang mit dem Veganismus gehe ich bis heute immer wieder durch den Schmerz, dass Menschen, die mir nahestehen, meine Überzeugung belächeln, mit Unverständnis reagieren und/oder deutlich zum Ausdruck bringen, dass das „nur so eine Phase" sein könne. Das trifft mich. Einerseits, weil ich mich nicht ernst genommen fühle, andererseits aber auch, weil es offensichtlich an Bereitschaft und Offenheit mangelt, meinen Weg als einen möglichen anzusehen. Wie alle, die zutiefst von einer Sache überzeugt sind, kann auch ich mir gar nicht vorstellen, dass es einen anderen Weg geben könnte als den, den ich eingeschlagen habe. Aber wie mein Gegenüber möchte, dass ich ihm Respekt und liebevolles Verständnis entgegenbringe, so wünsche ich mir dasselbe auch von anderen.

Wandel lebt von Vorbildern

Natürlich glaube ich, dass es keine Alternative zu einer veganen Lebensweise gibt. Weder aus gesundheitlicher Perspektive noch aus der tierethischen. Dennoch weiß ich nicht zuletzt aus persönlicher Erfahrung, dass jeder Mensch sein eigenes Tempo hat und seine eigene Wahrheit lebt. Auch wenn ich mir also wünschen würde, alle Menschen wachten auf und begriffen, dass sie mit dem Verzicht auf tierische Produkte einen wertvollen Beitrag für das Wohl der Tiere, den Klimaschutz, ihre individuelle Gesundheit sowie das Gesundheitssystem leisten können – ich kann ihnen meine Überzeugung nicht aufzwingen. Ich kann lediglich mit leuchtendem Beispiel vorangehen. Ich bin nicht so vermessen zu glauben, dass mein Weg der einzig wahre ist. Ich bin aber definitiv guter Dinge, dass immer mehr Menschen innehalten werden und nicht länger hinnehmen können, was sie an Leid und Elend um sich herum sowie im größeren Zusammenhang sehen. So wie ich mich irgendwann auf den Weg gemacht habe, so haben dies viele lange vor mir getan und werden es auch in Zukunft etliche tun.

In meiner Erfahrungs- und Heilungsgeschichte geht es viel um Schmerz und um das tiefe Tal, durch das wir oft schreiten müssen, bis wir das Licht am Ende des Horizonts sehen. Die gute Nachricht ist: Ich sehe das Licht. Ich bade jeden Tag darin. Dieses Buch heißt „Aus Liebe vegan" und ich bin heute voller Liebe. Unter anderem, weil der Prozess der letzten Jahre mich noch einmal um einiges stärker gemacht hat. Offensichtlich strahle ich das auch aus. Ich werde oft gefragt, warum ich immer so voller Energie, so gut gelaunt und positiv bin. Natürlich bin ich das nicht immer, aber zuallermeist schon, und meine Antwort ist daher stets: Dankbarkeit. Pflanzlich-vollwertige Ernährung. Eine sinnstiftende Arbeit. Inspirierende Menschen um mich herum. Und die meisten haken dann verwundert nach: „So einfach ist das?" Ja, so einfach ist es! Der Weg dahin ist vielleicht auch mal fordernd, aber er lohnt sich in jedem Fall.

Wandel verbindet, Wandel steckt an

Das Tolle an meinem veganen Leben ist, dass ich mich jeden Tag übers Essen freuen kann, ohne ein schlechtes Gewissen zu haben. Ob privat oder an meinem Arbeitsplatz in der ganzheitlichen Osteopathiepraxis meines Mannes – ich feiere jedes neue Rezept und jede neue Erkenntnis sehr. Und freue mich, sie in mein Leben zu integrieren und mit anderen zu teilen. Denn nicht immer stoße ich auf taube Ohren, und auch das ist eine Erfahrung, die ich gerne weitergeben möchte: Mein Veganwerden hat nicht nur dazu geführt, dass ich Menschen verloren habe, Kontakte loser oder aber unverbindlicher geworden sind. Es hat mir vor allem auch viele großartige neue Menschen beschert. Menschen, die einen ähnlichen Weg gegangen sind oder gerade gehen. Die mich inspirieren und denen ich eine Inspiration sein kann beziehungsweise darf.

„Ich bin dankbar für Menschen, die mich inspirieren und denen ich Inspiration geben darf."

Es zaubert mir immer wieder ein Lächeln auf die Lippen, wenn Menschen aus meinem näheren oder entfernteren Umfeld auf mich zukommen und mir erzählen, dass sie sich neuerdings auch überwiegend pflanzlich ernähren. Oder dass sie ihren Fleischkonsum massiv reduziert haben, weil sie ein Gespräch mit mir oder einem anderen vegan lebenden Menschen nachdenklich machte. In solchen Momenten komme ich meinem großen Traum immer ein Stück näher: irgendwann in einer Welt zu leben, in der Veganismus keine Randerscheinung mehr ist, sondern gängige Ernährungspraxis. In einer Welt, in der die Menschen genauso um das Tier- wie um ihr eigenes Wohl besorgt sind. Und verstehen, dass sie mit ihrem Verhalten Einfluss auf den Klimawandel nehmen, ja sich ihrer Verantwortung für jede ihrer Handlungen bewusst sind.

Wandel erfordert Bewusstsein und Geduld

Bewusstsein ist ein Wort, mit dem in unserer Gesellschaft sehr inflationär umgegangen wird. Wie oft sprechen Menschen davon, dass sie sich bestimmter Zusammenhänge bewusst sind und/oder einen bewussten Umgang mit etwas pflegen. Auch wird schnell mit dem erhobenen Zeigefinger angemerkt, wie wichtig es doch sei, dass wir unsere Ressourcen schonen. Wird es dann aber konkret, ist es meist recht schnell vorbei mit der Moral. Die zwei dicken SUVs vor der Haustür gegen ein Carsharing-Abo tauschen, Urlaub in Deutschland statt im Billigflieger um die halbe Welt und den teuren Designergrill mit Gemüsespießen bestücken? Sehr löblich und wichtig, aber für uns leider nicht machbar. Und schon gar nicht jetzt.

Frei nach dem Motto „Brot für die Welt, aber die Wurst bleibt hier" ist es immer leicht, in der Theorie verstanden zu haben, dass wir Menschen maßgeblich zur globalen Klimakrise beitragen. ... um ein Vielfaches schwerer offenbar, in der Praxis danach zu handeln. Das weiß ich aus eigener Erfahrung, und daher weiß ich auch, dass es Zeit und Geduld mit sich selbst und anderen braucht, um den eigenen Lebensstil langfristig wie nachhaltig zu ändern. Den Schmerz zu spüren, die Zusammenhänge und vor allem den eigenen Anteil zu erkennen, ist ein guter Antrieb. Dennoch reichen Erkenntnis und emotionale Anteilnahme oftmals nicht aus, um Veränderungen auf den Weg zu bringen. Ebenso wichtig sind ein langer Atem, ein guter Umgang mit Rückschlägen oder kleineren Rückschritten und das Vertrauen, dass nichts verloren und immer wieder alles möglich ist. Und genau das sehe ich jeden Tag.

Wandel kann polarisieren

Natürlich weiß ich, dass es weiterhin viel Ignoranz und Egoismus auf der Welt gibt. Ich bin kein positiv verblendeter Mensch, der in einem Kokon lebt und nicht wahrnimmt oder wahrnehmen möchte, was täglich auf dieser Erde geschieht. Tatsächlich versuche ich, den Konsum schlechter Nachrichten zu reduzieren – einfach um mich nicht selbst der Energie zu berauben, die ich brauche, um einen positiven Unterschied zu machen. Trotzdem gehe ich mit offenen Augen und Ohren durch die Welt und sehe und höre mit Erschrecken, wie wenig Bewusstheit mancherorts vorzuherrschen scheint. Doch ich glaube fest daran, dass die vielen bestärkenden und inspirierenden Beispiele, die es überall gibt und die endlich vermehrt sichtbar gemacht werden, genauso unsere Realität sind. Eine Realität, die immer relevanter wird und nicht mehr zu übersehen wie zu überhören ist. Mir persönlich hilft, meinen Fokus genau darauf zu richten, um in meiner Kraft und im Vertrauen zu bleiben.

„Jede:r von uns kann die Welt zu einem friedvolleren, besseren Ort machen. Kein Beitrag ist zu klein."

Kürzlich habe ich mir „vegan" auf den Arm tätowieren lassen. Dieses Tattoo polarisiert sehr. Gerne werden jetzt schon mal Bedenken wie „Aber dann kannst du ja nie wieder Fleisch essen" vorgetragen – als ob das eine Strafe wäre. Genauso bekomme ich aber immer wieder das Feedback, dass es ein cooles Statement sei, das ich da auf der Haut trage. Ich freue mich über beide Reaktionen, weil ich sicher bin, in beiden Fällen macht es etwas mit den Menschen: Sie kommen unweigerlich mit ihrer eigenen Position zu diesem Thema in Berührung.

Wandel bedeutet, nach vorne zu schauen

Was mich angeht: Auf meine Haut kommt nur, was eine wichtige Bedeutung für mich hat. So wichtig, dass ich es für immer mit mir herumtragen möchte. Die Entscheidung, vegan zu leben, ist eine, die ich bis heute nie angezweifelt habe. Im Gegenteil: So wie ich jeden Morgen aufwache und dankbar dafür bin, dass mir ein weiterer Tag geschenkt wurde, so bin ich außerdem sehr froh und ein wenig demütig, dass mir die richtigen Menschen an meine Seite gestellt wurden, damit ich mein Leben nunmehr auf eine sehr bewusste Art und Weise führen kann. Ich weiß, dass es stets noch besser geht und dass es auch für mich noch sehr viel zu lernen und zu tun gibt, aber das schreckt mich nicht ab. Vielmehr motiviert es mich, nicht stehen zu bleiben, sondern weiter nach vorn zu schauen und gemeinsam mit anderen immer lauter zu werden, wenn es darum geht, für eine pflanzenbasierte Ernährung zu werben.

„Vegan zu leben ist eine Entscheidung, die ich bis heute nie angezweifelt habe."

Diese Buchidee ist aus einem flüchtig ausgesprochenen Gedanken entstanden und hat sich dank der Initiative aller hier beteiligten Autor:innen zu einem ganz besonderen Projekt entwickelt, das mir ein Strahlen ins Gesicht zaubert und viel Hoffnung schenkt. Hoffnung, dass diese sehr persönlichen Texte die Herzen von möglichst vielen Menschen berühren. Die Herzen derer, die bereits auf einem ähnlichen Weg sind, aber auch die Herzen derer, die immer mal wieder sehen und spüren, dass irgendetwas schiefläuft auf dieser Welt, aber noch nicht sicher sind, welchen Beitrag sie leisten können oder wollen, um daran etwas zu ändern. Jede:r Einzelne spielt eine wichtige Rolle, wenn es darum geht, die Welt zu einem friedvolleren, besseren Ort zu machen. Kein Beitrag ist zu klein. Es ist nie zu spät. Und wir müssen nicht von Anfang an perfekt sein. Wir dürfen einfach anfangen. Und sollten niemals die Hoffnung aufgeben. Davon handelt dieses Buch – und ich bin stolz darauf, ein kleiner Teil davon zu sein.

Marret Vögler-Mallok

… ist ein echter Tausendsassa. Ihr Motto „Creativity is the way I share my soul with the world" bestimmt alles, was sie tut und bewegt. Unter anderem arbeitet sie als Marketingmanagerin für eine ganzheitliche Gesundheitspraxis und andere Gesundheitsdienstleister, ehrenamtlich für ein Onlineportal für Menschen mit Essstörungen, für einen Gesundheitspodcast und ab und an in einer veganen Kochschule.

Für Marret sind wir alle nur eine Entscheidung weit entfernt von einem Leben voller Vitalität, geistiger Beweglichkeit, Freude, mentaler Stärke und körperlicher Flexibilität. Das hat sie selbst erfahren dürfen und möchte sie heute und zukünftig auf unterschiedlichen Wegen und Kanälen auch anderen Menschen vermitteln. Darüber hinaus gibt es ein weiteres Herzensprojekt: *Vitamin Fem*, ein Blog und Podcast rund um die Themen Frausein und Sexualität. Weibliche Sexualität ist nicht nur eine spannende persönliche Entdeckungsreise, sondern auch ein Thema, dem sie eine besonders starke Stimme geben möchte.

Marret ist froh und dankbar, im Verbund mit sieben wundervollen Autor:innen auch mit diesem Buch und dem Teilen ihrer ganz persönlichen veganen Heilungsgeschichte ihrem Wunsch nach einem gesamtgesellschaftlichen Umdenken wieder ein Stückchen näher kommen zu können.

Mehr von und über Marret

Blog: vitamin-fem.com

Facebook: vitaminFEM

Instagram: vitamin_fem

Podcast: vitamin-fem.com/category/podcast

Impressum

Für uns, den GrünerSinn-Verlag, ist nachhaltiges Handeln wegweisend. Deshalb achten wir bei der Herstellung ganz besonders auf umweltfreundliche, ressourcenschonende sowie schadstoffarme Materialien und Produktionsweisen. So werden Papiere aus nachhaltiger Forstwirtschaft verwendet und für die Druckproduktion kommen ausschließlich erneuerbare Energien und reine Pflanzenölfarben zum Einsatz. Dieses Buch wurde in Deutschland gedruckt und gebunden.

Konzept: Marret Vögler-Mallok, Katinka Ehret, Simone Franke, Andrea Alf, Lisa Heinig, Anna Japa Bhagti Rosenauer, Alexander Mallok, Christoph Scholz
Layout & Satz: Christina Brause
Lektorat: Diana Sommer
Korrektorat: mAKEM
Fotocredits: Cover: Freepik, Seite 34: MAYA MEINERS Fotografie, Seite 150: Rosemarie Schönthaler
Herstellung: ROCO Druck GmbH, Wolfenbüttel
ISBN: 978-3-946625-17-9
1. Auflage 2021, GrünerSinn-Verlag, veganverlag.de

Disclaimer: Die hier dargestellten Inhalte dienen ausschließlich der neutralen Information und allgemeinen Weiterbildung. Sie stellen keine Empfehlung oder Bewerbung der beschriebenen oder erwähnten diagnostischen Methoden, Behandlungen oder Arzneimittel dar.
Das Buch erhebt weder einen Anspruch auf Vollständigkeit noch kann die Aktualität, Richtigkeit und Ausgewogenheit der dargebotenen Information garantiert werden. Das Buch ersetzt keinesfalls die fachliche Beratung durch einen Arzt oder Apotheker und es darf nicht als Grundlage für eigenständige Diagnosen, den Beginn, die Änderung oder Beendigung einer Behandlung von Krankheiten verwendet werden. Konsultiere bei gesundheitlichen Fragen oder Beschwerden immer den Arzt deines Vertrauens! GrünerSinn-Verlag, Mitwirkende und Autoren übernehmen keine Haftung für Unannehmlichkeiten oder Schäden, die sich aus der Anwendung der hier dargestellten Information ergeben.